# Ratgeber Zwangsstörungen

Stefan Koch
Daniel Bähring
Ulrich Voderholzer

# Ratgeber Zwangsstörungen

## Effektive Strategien zur Bewältigung von Zwängen

hogrefe

**Dr. rer. nat. Stefan Koch,** geb. 1975. Dipl.-Psychologe, Psychologischer Psychotherapeut und Supervisor (Verhaltenstherapie). Seit 2016 Leitender Psychologe der Schön Klinik Roseneck in Prien am Chiemsee.

**M.Sc. Daniel Bähring,** geb. 1988. Psychologischer Psychotherapeut (Verhaltenstherapie). Seit 2022 Leitender Funktionspsychologe der Schön Klinik Tagesklinik in Prien am Chiemsee.

**Prof. Dr. med. Ulrich Voderholzer,** geb. 1961. Facharzt für Psychiatrie und Psychotherapie, Master in Medical Education. Seit 2010 Ärztlicher Direktor der Schön Klinik Roseneck in Prien am Chiemsee.



**Bibliografische Information der Deutschen Nationalbibliothek**
Die Deutsche Nationalbibliothek verzeichnet diese Publikation in der Deutschen Nationalbibliografie; detaillierte bibliografische Daten sind im Internet über http://dnb.dnb.de abrufbar.



Hogrefe Verlag GmbH & Co. KG
Merkelstraße 3
37085 Göttingen
Deutschland
Tel. +49 551 999 50 0
Fax +49 551 999 50 111
info@hogrefe.de
www.hogrefe.de

Umschlagabbildung: © stock.adobe.com / Maksim Kostenko
Satz: Franziska Stolz, Hogrefe Verlag GmbH & Co. KG, Göttingen
Druck: mediaprint solutions GmbH, Paderborn
Printed in Germany
Auf säurefreiem Papier gedruckt

1. Auflage 2023

(E-Book-ISBN [PDF] 978-3-8409-3012-6; E-Book-ISBN [EPUB] 978-3-8444-3012-7)
ISBN 978-3-8017-3012-3
https://doi.org/10.1026/03012-000

# Inhaltsverzeichnis

# Vorwort

Zwangsstörungen zählen zu den häufigsten psychischen Erkrankungen. Etwa 1 bis 3% der deutschen Allgemeinbevölkerung sind von einer Zwangserkrankung betroffen. Zwangserkrankungen erweisen sich in der Praxis häufig als chronifiziert und können zu schweren Einschränkungen der Alltagsfähigkeit führen und die schulische und berufliche Entwicklung beeinträchtigen. Oftmals besteht längerer und wiederholter Bedarf an psychotherapeutischer Behandlung, inklusive Einbezug von Partnerinnen und Partnern[1] sowie Angehörigen. Obwohl sehr spezifische und umfassend wissenschaftlich untersuchte Behandlungsmöglichkeiten vorliegen, ist speziell bei Zwangsstörungen die psychotherapeutische Versorgung unbefriedigend. Entsprechend hoch ist die Bedeutung von fachkundiger Orientierung, beispielsweise durch fundierte Ratgeber, um Betroffene im Zugang zur bestmöglichen Behandlung zu unterstützen.

In unserer stationären Einrichtung behandeln wir durchschnittlich pro Jahr 300 Personen mit einer Zwangsstörung. Die Behandlung der oft komplexen Zwänge ist für Betroffene wie auch Therapeutinnen und Therapeuten oft anspruchsvoll. Leider berichten dabei viele Patientinnen und Patienten über unbefriedigende Vorbehandlungen. Der vorliegende Ratgeber verfolgt daher das Ziel, Betroffenen und deren Angehörigen einen fundierten Einblick in die spezifische Psychotherapie von Zwängen zu geben, auf eine solche Behandlung vorzubereiten bzw. durch eine vertiefende Lektüre zu begleiten.

Zunächst werden wir die wichtigsten Merkmale und Arten von Zwangsstörungen vorstellen (vgl. Kapitel 1 und 2), gefolgt von einer Übersicht über die aktuellen neurobiologischen und psychologischen Erklärungsansätze für die Krankheitsentstehung (vgl. Kapitel 3). In Kapitel 4 werden praxisnah die wichtigsten Schritte der Bewältigung von Zwängen anschaulich gemacht: vom Zugang zu einer Therapie, über eine ausführliche Darstellung der zentralen Schritte der Therapie bis hin zum Transfer in den Alltag. Dabei wird sowohl auf die wesentlichen Behandlungsinhalte

1 Aus Gründen der Lesbarkeit verwenden wir an einigen Stellen in diesem Ratgeber lediglich die weibliche oder die männliche Form der Personenbezeichnung, meinen aber stets Personen jeden Geschlechts.

als auch auf deren Fallstricke eingegangen. Kapitel 5 widmet sich schließlich dem besonderen Stellenwert von Zwangsgedanken und deren Besonderheiten in der Behandlung. Der Band schließt ab mit Informationen über weiterführende Literatur und Adressen von Einrichtungen, die eine spezifische Behandlung von Zwängen anbieten.

In unserer täglichen therapeutischen Tätigkeit mit Personen mit einer Zwangsstörung und in diesem Ratgeber fühlen wir uns dem aktuellen wissenschaftlichen Stand der *kognitiven Verhaltenstherapie (KVT),* deren zentralen Methode der Expositionsbehandlung und deren Weiterentwicklungen verpflichtet, die sich in der Praxis als wertvolle und sehr gut miteinander kombinierbare Behandlungsansätze erweisen. Entsprechend greift dieser Ratgeber eine Fülle aktueller wissenschaftlicher Erkenntnisse auf und ist der erste seiner Art, der die aktuellen Empfehlungen der kürzlich erschienenen Revision der S3-Leitlinie Zwangsstörungen der Arbeitsgemeinschaft der Wissenschaftlichen Medizinischen Fachgesellschaften (AWMF, 2022) berücksichtigt.

Bitte erwarten Sie keine superschnellen Fortschritte. Zwangsstörungen erfordern fachkundige Psychotherapie und eine therapeutische Begleitung der in diesem Band ausführlich dargestellten Methode der Exposition der Zwänge. Wir hoffen jedoch, mithilfe dieses Ratgebers einen fundierten Einblick in die spezifische Behandlung von Zwangsstörungen zu vermitteln und deren Behandlungsinhalte vertiefen zu können. Darüber hinaus möchten wir Sie auch über ergänzende Behandlungsmöglichkeiten und den aktuellen Stand der medikamentösen Therapie informieren. Wir wünschen Ihnen, dass Sie durch die Lektüre viele wertvolle Erkenntnisse gewinnen, und – besser noch – viel Erfolg bei der Anwendung der vorgestellten Anregungen!

Unser erster Dank gilt dabei unseren zahlreichen Patientinnen und Patienten, für ihr Vertrauen, den täglich anregenden Austausch und gemeinsames Lernen. Wir danken zudem unseren Psychologinnen und Psychologen sowie den Ärztinnen und Ärzten in psychotherapeutischer Weiterbildung, die uns durch ihr unermüdliches Interesse täglich dazu herausfordern, unser Vorgehen zu reflektieren und zu verbessern. Ganz persönlich danken möchten wir dem Vorstand der Deutschen Gesellschaft Zwangserkrankungen e.V. (DGZ) (Antonia Peters) und den Mitgliedern des wissenschaftlichen Beirates der DGZ für ihr Engagement und unseren fortlaufend inspirierenden Austausch zur Verbesserung der Versorgung von Zwangserkrankungen. Susanne Hedlund gilt unser Dank für die Ausarbeitung eines ersten Gruppentherapiemanuals zur Behandlung von Zwängen in der Schön Klinik Roseneck und ihre wertvollen Korrekturen und Anregungen zum vorliegenden Ratgeber. Thomas Niedermeier und Anja Gottschalk sei Dank für den langjährigen kollegialen Austausch und ihre Mitwirkung am heutigen stationären Konzept der Zwangsbewältigung.

Abschließend möchten wir Susanne Weidinger vom Hogrefe Verlag für ihre Unterstützung dieses Bandes danken und für ihre Geduld angesichts unserer beträchtlich verlängerten Arbeit am Manuskript, die den besonderen Anforderungen der COVID-19-Pandemie geschuldet war – deren Auswirkungen auf Art und Verbreitung von Zwangsstörungen wir gegenwärtig noch kaum absehen können.

Prien am Chiemsee,
Januar 2023

*Stefan Koch,*
*Daniel Bähring* und
*Ulrich Voderholzer*

# 1 Was ist eine Zwangsstörung?

Menschen mit Zwangsstörungen leiden an unangenehmen Gedanken oder Impulsen, die sich gegen ihren Willen aufdrängen. Sie verspüren einen inneren Drang, bestimmte Handlungen, wie zum Beispiel Waschen, Reinigen oder Kontrollieren von unterschiedlichsten Dingen, immer wieder auszuführen. Dabei ist ihnen meistens bewusst, dass diese Gedanken und Handlungen sinnlos oder zumindest deutlich übertrieben sind. Dennoch gelingt es ihnen nicht oder nur schwer, diese Gedanken oder Impulse nicht zu beachten und die Handlungen nicht auszuführen, obwohl sie Widerstand dagegen leisten. Zwangsgedanken und Zwangshandlungen sind die vorrangigen Symptome dieser psychischen Störung, die man heutzutage Zwangsstörung nennt und die man früher als Zwangsneurose bezeichnet hat.

**Kennzeichen einer Zwangsstörung (vereinfacht nach APA/Falkai et al., 2018)**

- Eine Zwangsstörung ist durch das *Vorliegen von Zwangsgedanken und/oder Zwangshandlungen* gekennzeichnet.
  *Zwangsgedanken* zeichnen sich durch folgende Aspekte aus:
  - Zwangsgedanken sind wiederkehrende und anhaltende Gedanken, Impulse oder Vorstellungen, die von den Betroffenen als aufdringlich und unangemessen empfunden werden und die ausgeprägte Angst bzw. großes Unbehagen hervorrufen.
  - Die Gedanken, Impulse oder Vorstellungen sind nicht oder nicht nur übertriebene Sorgen über reale Lebensprobleme.
  - Die Person versucht, diese Gedanken, Impulse oder Vorstellungen zu ignorieren oder zu unterdrücken oder sie mithilfe anderer Gedanken oder Tätigkeiten zu neutralisieren.
  - Die Person erkennt, dass die Zwangsgedanken, -impulse oder -vorstellungen ein Produkt des eigenen Geistes sind (d. h. nicht von außen auferlegt).

  *Zwangshandlungen* sind wie folgt charakterisiert:
  - Zwangshandlungen sind wiederholte Verhaltensweisen (z. B. Händewaschen, Ordnen, Kontrollieren) oder gedankliche Hand-

lungen (z.B. Beten, Zählen, Wörter leise oder lautlos wiederholen), zu denen sich die Person als Reaktion auf einen Zwangsgedanken oder aufgrund von streng zu befolgenden Regeln gezwungen fühlt.
  - Die Verhaltensweisen oder gedanklichen Handlungen dienen dazu, *Unwohlsein zu verhindern oder zu reduzieren oder gefürchteten Ereignissen oder Situationen vorzubeugen.*
- Zu irgendeinem Zeitpunkt im Verlauf der Störung hat die Person erkannt, dass die *Zwangsgedanken oder Zwangshandlungen übertrieben oder unbegründet sind.*
- Die Zwangsgedanken oder Zwangshandlungen verursachen eine *erhebliche Belastung,* sind *zeitaufwändig* (benötigen mehr als eine Stunde pro Tag) oder *beeinträchtigen deutlich die normale Tagesroutine der Person.*
- Falls eine *andere psychische Störung* (z.B. eine Depression oder eine Essstörung) vorliegt, so ist der Inhalt der Zwangsgedanken oder Zwangshandlungen *nicht auf diese andere psychische Störung beschränkt.*
- Das Störungsbild geht *nicht auf die direkte Wirkung einer Substanz* (z.B. eine Droge oder ein Medikament) *oder eine körperliche Erkrankung* zurück.

Da die Mehrzahl aller Menschen gelegentlich unsinnige Gedanken und gelegentlich zwanghafte Verhaltensweisen hat, stellt sich die Frage, wo die Grenze zwischen gesund und krank zu ziehen ist. Entscheidend sind hier das Ausmaß der Zwangsgedanken und Zwangshandlungen und vor allem deren Auswirkungen auf das alltägliche Leben. Wenn gelegentliche aufdringliche oder unsinnige Gedanken keinerlei Folgen für die Alltagsführung haben und es gelingt, sie wie Wolken am Himmel vorüberziehen zu lassen, und kleinere Marotten den Alltag nicht stören, würden wir nicht von Krankheit sprechen. Bei Menschen mit Zwangsstörungen haben die Zwangsgedanken und Zwangshandlungen oft sehr schwerwiegende Auswirkungen auf ihr Leben. Sich ständig aufdrängende Gedanken, zum Beispiel, dass man einer anderen Person etwas antun oder versehentlich angetan haben könnte oder pervers oder pädophil sein könnte, sind für die Betroffenen meist sehr belastend.

**Merke**

Für die Diagnose und den Behandlungsbedarf einer Zwangsstörung ist die Schwere der Symptome und das Ausmaß der Alltagseinschränkungen entscheidend.

Zwangshandlungen kosten viel Zeit im Leben, sind mühsam und anstrengend und können sehr einschränken. Viele alltägliche Situationen, die die Zwangshandlungen auslösen, müssen vermieden werden. Im schlimmsten Fall kann die eigene Wohnung überhaupt nicht mehr verlassen werden. Die schulische und berufliche Entwicklung leidet infolge der Belastung durch die Symptome und die viele Zeit, die im Alltag verlorengeht. Auch für wichtige soziale Beziehungen bleibt weniger Zeit. Zwangshandlungen haben für die Betroffenen dabei eine kurzfristig beruhigende oder erleichternde Funktion. Wenn die Hände gewaschen wurden, wenn geduscht wurde, wenn die Wohnung kontrolliert wurde oder der Tagesablauf in Gedanken noch einmal genau durchgegangen wurde, tritt eine Erleichterung ein, die aber nicht lange anhält. Dennoch helfen die Zwangshandlungen den Betroffenen dabei, die immer wieder auftretende massive innere Anspannung und Angst kurzfristig zu mindern.

Viele unserer Patientinnen und Patienten beschreiben genau dies, etwa mit den Worten: „Meine Zwänge sind Fluch und Segen zugleich.“ Die kurzfristige Erleichterung, die immer wieder eintritt, ist auch einer der Gründe, warum es für viele Betroffene sehr schwer ist, von den Zwängen wieder loszukommen. In gewisser Weise ist die Situation vergleichbar mit der von Suchtkranken, die sehr wohl wissen, dass ihr Verhalten ihr Problem nicht löst, aber dem „Schluck aus der Pulle“ nicht widerstehen können, wenn die momentane innere Anspannung danach verlangt.

**Häufigkeit und Verlauf von Zwangsstörungen – die wichtigsten Kennwerte**

- Häufigkeit von Zwangsstörungen in der Allgemeinbevölkerung: 2 bis 3 %.
- Alter bei Ausbruch der Störung: Meist zwischen dem 18. und 25. Lebensjahr, erste Symptome bei den meisten Betroffenen jedoch schon in der Kindheit und Jugend; erster Häufigkeitsgipfel zwischen 10 und 12 Jahren; Beginn nach dem 50. Lebensjahr sehr selten.

- Geschlechtsverhältnis: Etwa 1,2 zu 1 (weiblich zu männlich).
- Durchschnittliche Dauer zwischen Auftreten der Zwänge und Inanspruchnahme von Behandlung: 6 bis 9 Jahre.
- Anteil chronischer Verläufe: Mehr als 50 % (ohne effektive Therapie). In höherem Lebensalter tritt bei vielen Betroffenen eine Milderung der Symptomatik ein.
- Besserungsrate infolge spezifischer Behandlung: Circa 50 % im Rahmen einer Therapie.
- Sowohl in der Schwangerschaft als auch im Wochenbett ist eine Verstärkung von Zwängen möglich.
- Häufige andere psychische Störungen bei Zwängen: Depression, Essstörungen, Angststörungen; Trauma; Schlafstörungen (oft zum Ende der Nacht hin verschobener Schlafrhythmus).
- Insgesamt selten, aber bei Vorliegen von Zwängen gehäuft: Psychosen, Autismus; Suchterkrankungen.

Heutzutage gibt es sehr wirksame Therapieformen für Menschen mit Zwangsstörungen (vgl. z. B. Skapinakis et al., 2016). Betroffene profitieren am meisten von einer spezialisierten Behandlung, insbesondere von kognitiver Verhaltenstherapie mit Expositionen. Diese Behandlungsmethode ist leider oft nicht verfügbar. Die Behandlungsrate, d. h. der Anteil der Menschen, die überhaupt jemals in ihrem Leben eine spezifische Behandlung ihrer Zwangsstörung erhalten, ist niedriger als bei anderen psychischen Störungen und liegt unter 50 %. Es ist daher davon auszugehen, dass mehr als die Hälfte der Betroffenen, die an Zwängen leiden, niemals in ihrem Leben überhaupt eine Behandlung wahrnehmen oder erhalten. Dies wissen wir aus wissenschaftlichen Untersuchungen in Deutschland, aber auch von Hunderten von Patienten, die zu uns in stationäre Behandlung kommen und berichten, dass sie große Schwierigkeiten hatten, einen Psychotherapeuten zu finden, der diese Behandlungsmethode anbietet.

Eine Reihe von Gründen ist für diese unbefriedigende Versorgungssituation von Zwangserkrankungen verantwortlich. Einer der Gründe ist die Scham für die Symptome und die dadurch bedingte Verheimlichung. Betroffenen fällt es in aller Regel schwer, sich einer Ärztin oder einer Psychologin mit etwas anzuvertrauen, was sie selbst als verrückt und abwegig empfinden. So benötigen Betroffene oft viele Jahre, bis das Störungsbild überhaupt diagnostiziert und erkannt wird. Darüber hinaus haben viele

Fachärzte und Psychotherapeuten leider nicht sehr viel Erfahrung mit der Durchführung dieser Behandlungsmethode.

Unseren Patientinnen und Patienten empfehlen wir daher, bei der Suche nach einem geeigneten Psychotherapeuten einerseits darauf zu achten, dass er in dem Verfahren der Verhaltenstherapie ausgebildet ist. Andererseits sollten Sie konkret nachfragen, ob bei Bedarf auch therapeutisch begleitete Expositionen außerhalb der Praxis angeboten werden. Und schließlich kommt es auch darauf an, dass nicht nur einige wenige Expositionen, sondern möglichst viele und intensive Expositionen angeboten werden. Aktuell wird in skandinavischen Ländern genau ein solches Modell der intensiven ambulanten Therapie erprobt. Es bleibt zu hoffen, dass sich in den kommenden Jahren etwas Ähnliches auch in Deutschland entwickeln wird.

**Merke**

Zwangsstörungen werden sehr häufig zu spät und zu unspezifisch behandelt. Betroffene sollten möglichst frühzeitig eine fachgerechte diagnostische Abklärung aufsuchen und bei der Suche nach geeigneter Therapie gezielt nachfragen, ob bei Bedarf auch eine therapeutische Begleitung von Expositionen angeboten wird.

Zwangserkrankten kann man von außen meist nicht ansehen, dass sie unter Zwangsgedanken oder Zwangshandlungen leiden. Selbst Fachleute fragen bei ihrer diagnostischen Erhebung oft nicht hinreichend genau nach. Leider gilt: Was nicht erfragt wird, das wird von den Betroffenen auch nicht berichtet. Aus diesem Grund empfiehlt die Behandlungsleitlinie zu Zwangsstörungen, gezielt fünf Screening-Fragen nach möglichen Zwängen zu stellen (vgl. Kasten).

**Screening-Fragen für das Vorliegen einer Zwangsstörung (nach Fineberg & Roberts, 2001)**

1. Waschen und putzen Sie sehr viel?
2. Kontrollieren Sie sehr viel?
3. Haben Sie quälende Gedanken, die Sie loswerden möchten, aber nicht können?

4. Brauchen Sie für Alltagstätigkeiten sehr lange?
5. Machen Sie sich Gedanken um Ordnung und Symmetrie?

Wird eine dieser fünf Fragen mit Ja beantwortet und zudem eine Beeinträchtigung erlebt, dann besteht der Verdacht auf eine Zwangsstörung.

In der Klinik erleben wir immer wieder, wie überrascht und erleichtert viele Betroffene sind, wenn sie erstmals andere Patientinnen und Patienten kennenlernen, die in einer ganz ähnlichen Situation sind. Schwierigkeiten, die Zwangshandlungen zu unterlassen und das Vermeidungsverhalten aufzugeben, sind sicher auch mit der Vorstellung verbunden, zumindest vorübergehend noch mehr unangenehme Gefühle erleiden zu müssen. Genau daran scheitert für viele die Bereitschaft, eine Therapie zu beginnen. Natürlich ist das auf die Dauer keine Lösung und eine Therapie ist sicherlich oft der „Sprung ins kalte Wasser". Wir hoffen, dass dieser Ratgeber Betroffenen dabei helfen kann, den oft nicht einfachen Schritt in eine Therapie zu wagen.

**Merke**

Unbehandelte Zwangsstörungen haben sehr häufig einen chronischen Verlauf. Ein entscheidender Schritt ist daher, sich zu einer fachgerechten Diagnostik und Behandlung zu überwinden!

# 2 Welche Arten von Zwängen gibt es?

Nachdem wir im ersten Kapitel die Kennzeichen von Zwangsstörungen näher beleuchtet haben, soll es in diesem Kapitel um die häufigsten Arten von Zwängen gehen und deren charakteristische Zwangsgedanken und -handlungen. Um einen anschaulichen Eindruck von den verschiedenen Erscheinungsbildern von Zwängen zu vermitteln, werden wir mehrere Fallbeispiele aus unserer Praxis etwas ausführlicher darstellen. Namen, Alter und weitere identifizierende Informationen wurden zu diesem Zweck selbstverständlich geändert (und die jeweiligen Personen somit anonymisiert). In den weiteren Kapiteln werden wir zur Veranschaulichung der dort dargestellten Inhalte gelegentlich auf diese Fallbeispiele zurückkommen.

Viele Betroffene entwickeln im Verlauf ihrer Erkrankung unterschiedliche Formen von Zwängen, deren Ausprägung sich über die Zeit durchaus verändern kann. Auch bleiben viele Zwänge längere Zeit unerkannt oder werden fehldiagnostiziert. Die folgende Übersicht mag daher nützlich sein, um eigene Zwänge als solche zu erkennen und besser einordnen zu können.

Zwänge können sehr individuell ausgeprägt sein. Aber es gibt bestimmte Themen, die sich häufig wiederholen. Unsere Patientinnen und Patienten sind oft erstaunt, wenn sie – nicht selten zum ersten Mal in ihrer Krankheitsgeschichte – andere Personen mit einer Zwangsstörung während der stationären Therapie kennenlernen. Viele haben jahrelang in der Überzeugung gelebt, komisch, nicht normal oder sogar verrückt zu sein. Daher kann die Begegnung mit anderen Betroffenen und die Erfahrung, mit seinen Zwängen nicht allein zu sein, sehr erleichternd sein.

Vielleicht fragen Sie sich auch, warum sich die Zwänge von einander völlig unbekannten Menschen so sehr ähneln können? Dann müssen wir Sie an dieser Stelle um etwas Geduld bitten. Die biologischen und psychologischen Mechanismen, die zur Entstehung einer Zwangsstörung beitragen, werden im Kapitel 3 erklärt. Wenn Sie möchten, dann können Sie natürlich schon jetzt einen Blick in das Kapitel werfen.

Bei Zwangserkrankungen wird üblicherweise zwischen Zwangsgedanken und Zwangshandlungen unterschieden (vgl. Kasten zu den Kennzeichen einer Zwangsstörung auf Seite 14). Möglicherweise finden diese Zwangshandlungen jedoch nur in Gedanken statt und sind deswegen nicht offensichtlich. Auch finden sich bei einem primär durch Zwangshandlungen geprägten Krankheitsbild in aller Regel ebenfalls auslösende Zwangsgedanken. Es kann auch sein, dass sich die Zwangshandlungen im Laufe der Zeit derart automatisiert haben, dass der ursprünglich auslösende Gedanke gar nicht mehr bewusst ist.

**Merke**

Wenn wir im Folgenden von *Zwangsgedanken* sprechen, dann meinen wir jeden aufdringlichen, ungewollten Gedanken oder Impuls, der eine Zwangshandlung auslöst. Als *Zwangshandlungen* bezeichnen wir jene willkürlichen, ritualisierten Handlungen, die der kurzfristigen Erleichterung von der erlebten Beunruhigung durch auslösende Zwangsgedanken dienen – egal, ob diese Handlung in Gedanken stattfindet oder sich durch tatsächliches Verhalten äußert. Zwangshandlungen werden daher auch als „neutralisierende Handlungen" bezeichnet.

## 2.1 Arten von Zwangsgedanken

Zwangsgedanken widersprechen zumeist eigenen moralischen Vorstellungen, Werten und der Persönlichkeit des Betroffenen. Die Tatsache, dass jemand einen aggressiven oder sexuellen Gedanken hat und diesen als bedrohlich erlebt, heißt also, dass er oder sie diesen auf keinen Fall ausführen möchte und es deswegen auch nicht tun wird! (Weitere Merkmale von Zwangsgedanken werden ausführlicher in Kapitel 5 dargestellt.) Im Folgenden werden die häufigsten Arten von Zwangsgedanken aufgelistet (sortiert nach Häufigkeit, beginnend mit den häufigsten).

**Merke**

Als bedrohlich erlebte Zwangsgedanken werden erfahrungsgemäß nie ausgeführt. Es besteht keine reale Gefahr! Aufgrund dieser Gedanken werden Sie weder straffällig noch sexuell übergriffig oder verrückt!

*Kontamination.* Bei Zwangsgedanken im Bereich der Kontamination drehen sich die Befürchtungen oder Vorstellungen darum, durch den Kontakt mit einer als gefährlich wahrgenommenen Substanz kontaminiert oder infiziert zu werden. Dabei kann es sich um Schmutz, Keime, Bakterien, Viren (häufig HIV), Parasiten (z.B. ein Fuchsbandwurm), Blut, Urin, Kot oder auch Gift, Asbest oder (radioaktive) Strahlung handeln. Auch befürchten einige Betroffene eine Kontamination durch Berührung von Objekten, welche eine andere Person zuvor berührt hat. Diese Befürchtungen können sich sowohl auf die eigene Person beziehen als auch darauf, eine Verschmutzung oder Erkrankung an andere Menschen oder (Haus-)Tiere weiterzugeben.

Menschen, die unter einer Kontaminationsangst leiden, haben häufig ein sehr sensibles „Radar" für mögliche Bedrohungen und ein ausgeprägtes Vermeidungsverhalten. Viele Betroffene versuchen, Türklinken, Knöpfe, Geländer, Tasten oder Haltegriffe möglichst nicht oder nur mit dem Ellenbogen oder Handschuhen zu berühren. Das Verzichten auf Händeschütteln ist durch die Corona-Pandemie zum neuen Normverhalten geworden. Früher waren es insbesondere Patientinnen und Patienten mit einer Zwangsstörung, die Händeschütteln vermieden haben.

In schweren Fällen ist die Angst vor Kontamination so ausgeprägt, dass die eigenen vier Wände gar nicht mehr verlassen werden. Oft stehen nicht allein Befürchtungen vor einer Erkrankung bzw. einer Infektion im Vordergrund. Stattdessen leiden sie unter einem quälenden Ekel und einem Gefühl der Beschmutzung oder „mentalen Kontamination". Solche Fälle können vor dem Hintergrund eines Traumas entstehen oder sie sind die Folge von zwischenmenschlichen Problemen, negativen sozialen Erfahrungen wie Mobbing oder schwierigen Erfahrungen mit bestimmten Personengruppen. Ein typischer Zwangsgedanke könnte dann zum Beispiel sein: „Diese Person (oder eine Eigenschaft an ihr) ekelt mich an. Ich halte das nicht aus!" Wenn sich die Zwangsgedanken vor allem um den Bereich Kontamination drehen, dann ist die neutralisierende Zwangshandlung meistens Waschen oder Putzen, manchmal zusätzlich auch die (optische) Kontrolle des eigenen Körpers und wichtiger Gegenstände.

*Aggression.* Aggressive Zwangsgedanken betreffen vor allem Befürchtungen, anderen oder sich selbst durch körperliche oder psychische Gewalt schaden zu können oder von anderen geschädigt zu werden (bzw. in der

Vergangenheit etwas Derartiges getan zu haben). Typische Beispiele sind Befürchtungen wie: „Ich könnte den Radfahrer mit dem Auto überfahren haben“, „Ich könnte diese Person beim Vorbeigehen vor den einfahrenden Zug schubsen“ oder „Ich könnte meine Freundin mit dem Küchenmesser erstechen“.

### Fallbeispiel: Tobias (aggressive Zwangsgedanken)

Tobias ist 43 Jahre alt, verheiratet, hat zwei Kinder im Grundschulalter und arbeitet als Koch in der Kantine eines großen Unternehmens. Er leidet seit seinem achten Lebensjahr unter Zwängen. Damals befürchtete er vor allem, dass anderen Menschen etwas Schlimmes zustoßen und er nicht helfen könnte.

Seit einer Krebserkrankung und dem Tod seiner Mutter vor vier Jahren haben sich die Zwänge deutlich verstärkt. Aktuell quält ihn vor allem der Zwangsgedanke, dass er die eigenen oder benachbarten Kinder verletzen oder gar töten könnte. Tobias versucht, alle ihm in diesem Zusammenhang gefährlich erscheinenden Situationen zu vermeiden. Außerdem versichert er sich so oft wie möglich bei seiner Frau, dass er nichts Gefährliches getan hat. Wenn dies nicht möglich ist, kontrolliert er seine Handlungen so lange, bis er sich hinreichend sicher fühlt. Beispielsweise geht Tobias immer häufiger in den Fahrradschuppen der Wohnanlage, um zu überprüfen, ob er eine Schraube bei einem Kindersitz gelöst hat. Zusätzlich versucht er, die unangenehmen Gefühle und die intensive Anspannung durch gedankliche Zwangsrituale zu neutralisieren. Diese gedanklichen Rituale umfassen Zählen oder mehrfaches gedankliches Durchspielen der auslösenden Situationen, was Tobias selbst als qualvoll und kräftezehrend erlebt. Da diese Beruhigung nur noch kurz anhält, muss er immer häufiger zu Orten zurückkehren, um sich zu vergewissern, dort nicht unbemerkt ein verletztes oder totes Kind hinterlassen zu haben. Infolge der Zwänge leidet Tobias unter deutlich erhöhter körperlicher Anspannung. Häufig schläft er schlecht, in unregelmäßigen Abständen kommt es zu Alpträumen. Wegen seiner hohen Grundanspannung kommt es immer wieder zu Konflikten mit Kollegen. Bereits in der Schulzeit geriet er regelmäßig in impulsive Auseinandersetzungen mit Gleichaltrigen.

Tobias’ Eltern waren beide berufstätig. Deswegen verbrachte er sehr viel Zeit bei seinem Großvater, der selbst unter Kontrollzwängen litt. Von seinem als aufbrausend, impulsiv und unberechenbar beschriebenen Vater wurde Tobias regelmäßig geschlagen. Teilweise so stark, dass er im Gesicht blutete. Auch die Schwester wurde vom Vater geschlagen. Die Beziehung zu seiner als warmherzig, aber ängstlich und dem Vater stets unterlegen beschriebenen Mutter beschreibt er als sehr eng. Allerdings konnte die Mutter ihre Kinder nicht vor der Gewalttätigkeit ihres Mannes schützen. Tobias versuchte schon als Kind bzw. Jugendlicher häufige Auseinandersetzungen zwischen seinen Eltern zu schlichten. Als er 17 Jahre alt war, trennten sich die Eltern, was eine Erleichterung für ihn war.

*Sexualität.* Unter den sexuellen Zwangsgedanken findet man Gedanken über jede mögliche Art von sexuellem Verhalten. Dabei kann sich die Angst auf ein mögliches strafrechtlich relevantes Verhalten richten, auf Verhalten, das von dem Betroffenen als unmoralisch wahrgenommen wird, oder es handelt sich um ständige, ungewollte sexuelle Fantasien. Weit verbreitet sind Zwangsgedanken in Bezug auf eine pädophile Neigung. Dabei wird die Befürchtung, abweichend von bisherigen sexuellen Bedürfnissen und Erfahrungen eine auf Kinder bezogene sexuelle Orientierung zu haben, als extrem beunruhigend und schuldhaft erlebt. Auch kann es bei sexuellen Zwangsgedanken zu einem hartnäckigen Zweifel an der eigenen sexuellen Orientierung kommen, welche das eigene Weltbild, die Zugehörigkeit zu einer Gemeinschaft, die eigene Partnerschaft oder einen Familien- und Kinderwunsch infrage stellen können. Auch hier möchten wir Ihnen ein typisches Fallbeispiel aus unserer Praxis präsentieren.

**Fallbeispiel: Anna (sexuelle Zwangsgedanken)**

Anna ist 29 Jahre alt und verheiratet. Ihre Zwänge begannen in der Jugend. Sie hatte damals vor allem Angst, ein Gerät oder eine Kerze versehentlich anzulassen und so einen Brand auszulösen, bei dem ihre Familie sterben könnte.

Während ihres Lehramtsstudiums kam es zu einer Verschlechterung. Nun war besonders das Autofahren belastend, weil sie befürchtete, Fußgänger oder Radfahrer überfahren zu können, ohne es zu bemerken. Im Rahmen ihres Referendariats kam es zu einer weiteren Ausweitung ihrer Zwänge. Seitdem quälen Anna vor allem sexuelle Zwangsgedanken mit der Befürchtung, dass sie sich an Schülerinnen und Schülern „vergreifen“ könnte. Sie ist dadurch derart belastet, dass sie sich nicht vorstellen kann, ihren Wunschberuf als Grundschullehrerin weiterverfolgen zu können.

Im Rahmen erster ambulanter Behandlungsversuche machte sie die Erfahrung, dass intensiv auf den Inhalt ihrer Zwangsbefürchtungen eingegangen wurde, zum Beispiel, ob sie ihre aktuelle Partnerschaft als hinreichend sexuell zufriedenstellend erlebe. Gespräche dieser Art empfand Anna als verstörend und wenig hilfreich. Vielmehr verfestigte sich ihre Befürchtung, dass etwas mit ihrer Sexualität nicht in Ordnung sei. Sie fürchte dadurch umso mehr, dass sie eine bislang nicht ausgelebte, bedrohliche sexuelle Neigung haben könnte, welche sie kontrollieren müsse.

Auch ihre Partnerschaft ist mittlerweile sehr beansprucht, da sie sich weite Teile ihrer freien Zeit mit Zwangsgedanken beschäftigt. Sexuelle Kontakte mit dem Partner sind für sie zunehmend zur Belastung geworden, da sie dabei intensiv ihre Gedanken und ihre sexuellen Empfindungen auf Hinweise für perverse Impulse überprüft. Ihr Partner reagiert zunehmend hilflos und frustriert, da es auch ihm nicht gelingt, sie in diesen ständig kreisenden Überlegungen zu beruhigen. Da bislang auch mit ihrer ambulanten Therapie keine Besserung ihrer Zwänge in Aussicht war, musste der gemeinsame Kinderwunsch erstmal zurückgestellt werden. Anna brauchte lange, um sich zu einer stationären Behandlung zu überwinden. Als sie im Aufnahmegespräch auf ihre Behandlungserwartung und das in Aussicht gestellte Programm der Zwangsstörungsbehandlung angesprochen wird, tut sie sich mit der Vorstellung schwer, ihre Zwänge mithilfe von Expositionen zu behandeln.

*Symmetrie.* Bei Zwangsgedanken im Bereich der Symmetrie und Genauigkeit drehen sich die Befürchtungen überwiegend darum, dass eine Handlung auf genau eine richtige Art und Weise ausgeführt werden muss oder ob sich Gegenstände am richtigen Ort befinden. Auch eine quälende Befürchtung, dass etwas nicht stimmt oder passt *(„Not-just-right“-Gefühl)* lässt sich hier einordnen. Als typische Zwangshandlungen treten in diesem Zusammenhang vor allem Kontroll-, Wiederholungs- und Zählzwänge auf.

*Religion.* Bei religiösen Zwangsgedanken handeln die Gedanken typischerweise davon, unabsichtlich etwas Gotteslästerliches zu denken oder zu sagen *(blasphemische Zwangsgedanken)*. Manchmal geht es auch um einen zwanghaften religiösen Zweifel (z.B. „Gibt es Gott wirklich?“, „Was ist, wenn ich in die Hölle komme?“).

**Fallbeispiel: Charlotte (religiöse Zwangsgedanken)**

Charlotte ist 23 Jahre alt, Single und studiert Betriebswirtschaftslehre. Sie kommt aus einem sehr konservativen Elternhaus und beschreibt sich selbst als sehr gläubig. In der Kindheit war sie mehrere Jahre lang Ministrantin.

Beim Lesen oder Hören von aktuellen Berichten über Kindesmissbrauch in der Kirche hat Charlotte einschießende Gedanken: „Wie kann Gott das zulassen? Gott ist scheiße!“ Sie erschrickt ob ihrer Gotteslästerung und neutralisiert den Gedanken mit einem Gedankenritual, indem sie dreimal denkt: „Gott ist gut, Gott ist gut, Gott ist gut.“

Charlotte war aufgrund ihrer religiösen Zwangsgedanken so belastet, dass sie eine Psychiaterin aufsuchte. Weil ihr die Gedanken peinlich waren, sprach sie diese nicht konkret an und wurde zunächst mit Schwerpunkt einer depressiven Symptomatik behandelt, was in Bezug auf ihre religiöse Zwangsgedanken zu keiner Veränderung führte. Da der Leidensdruck immer größer wurde, öffnete sie sich schließlich ihrer Ärztin. Diese empfahl ihr, sich an einen Pfarrer zu wenden, um ihre religiösen Zweifel zu besprechen und verschrieb ihr ein stärkeres Antidepressivum. Charlotte fühlte sich nicht verstanden, war verunsichert und brach die Therapie schließlich ab. Zwei Jahre später sieht sie im Fernsehen zufällig einen Beitrag über Zwangsstörungen und meldet sich für eine stationäre Psychotherapie an.

*Sammeln und Aufbewahren.* Menschen mit Sammel- oder Aufbewahrungszwängen haben zum Beispiel den Zwangsgedanken, dass sie etwas nochmal brauchen könnten, auch wenn es eigentlich nicht wichtig ist, und können Dinge deswegen nicht wegwerfen. Oft spielen auch hier befürchtete katastrophale Konsequenzen eine Rolle, beispielweise, dass der finanzielle Ruin drohen könnte, wenn man „wichtige“ Unterlagen verliert oder entsorgt. In seltenen Fällen kann sich das „Sammeln“ auch auf andere Menschen oder Haustiere beziehen.

Sammel- und Aufbewahrungszwänge kommen zwar gehäuft bei Menschen mit typischen anderen Zwängen vor. Bei anhaltendem Sammeln und Aufbewahren an für sich wertloser Gegenstände ist jedoch auch an *Pathologisches Horten* zu denken, welches mittlerweile als eigenständiges Krankheitsbild betrachtet wird (vgl. Kapitel 2.3).

*Eigene Körperfunktionen.* Manchmal drehen sich die Zwangsgedanken um Körperreaktionen wie Atmen, Blinzeln oder Schlucken, die normalerweise automatisch ablaufen, oder darum, dass man einen unangenehmen Körpergeruch absondern könnte. Betroffene befürchten beispielsweise, dass diese unwillkürlichen Handlungen katastrophale Folgen haben könnten. Diese reichen von sozialer Bloßstellung bis hin zu magischen Befürchtungen wie negative Auswirkungen auf die eigenen Werte bzw. eigene Wesenszüge oder die Sorge, durch diese unwillkürlichen Handlungen zukünftige Schicksalsschläge auslösen zu können. Zwangshandlungen können sich dann beispielsweise auf eine intensive Selbstbeobachtung (regelmäßige Überprüfung eigener Körperreaktionen, Kontrollzwänge), Waschzwang, Formen der Rückversicherung bei anderen Menschen oder bizarre Rituale beziehen, oft auch mit Versuchen der Vermeidung möglicher auslösender Situationen (z. B. Essen).

*Sonstige Zwangsgedanken.* Weitere Inhalte von Zwangsgedanken sind beispielsweise ritualisiertes Grübeln über existenzielle Themen, zum Beispiel die zwanghafte Beschäftigung mit dem Sinn des Lebens oder die quälende Frage, wirklich zu existieren. Nicht selten bezieht sich eine solche fixiert-zwanghafte Beschäftigung darauf, ob man wirklich in den Partner verliebt oder die Partnerin wirklich „die Richtige" ist (der sogenannte Beziehungszwang, *Relationship Obsessive-Compulsive Disorder*[2] *[R-OCD]).* Zwangsgedanken in diesem Bereich können auch zufällige Unglücke oder den befürchteten Tod einer wichtigen Person zum Inhalt haben. Der Drang, unpassende Dinge zu sagen, oder auch unbedeutende Vorstellungen, die sich einem immer wieder aufdrängen, sind ebenso verbreitet wie ein zwanghaftes Grübeln über belanglose Dinge oder Entscheidungen. Neutralisierende Zwangshandlungen finden in diesen Fällen zumeist verdeckt statt (d. h. in Gedanken) und sind oft nur schwer von den auslösenden Zwangsgedanken zu unterscheiden.

2 Obsessive-Compulsive Disorder (OCD) ist der englische Fachbegriff für Zwangsstörung.

## 2.2 Arten von Zwangshandlungen

Zwangshandlungen können die verschiedensten willkürlichen Handlungen umfassen, von einfachen Wiederholungen bis hin zu komplexen Ritualen und ritualisierten Abläufen. Zur Erinnerung: Zwangshandlungen werden im Regelfall von Betroffenen als quälend und mindestens zu Beginn als übertrieben erlebt. Sie sollten in Leidensdruck, Zeitbedarf und Ausmaß der Alltagseinschränkungen ein krankheitswertiges Ausmaß haben. Als Richtwert nennen die Diagnosekriterien der bekannten Klassifikationssysteme für psychische Störungen (DSM, ICD) einen Zeitbedarf von mindestens einer Stunde pro Tag (APA, 2018). Die Zwangshandlungen sollten nicht im Rahmen einer anderen psychischen Erkrankung auftreten, beispielsweise einer Essstörung. Abbildung 1 zeigt die Ergebnisse einer Befragung von Menschen mit einer Zwangsstörung in Deutschland, welche einen Anhalt für die Häufigkeit der verschiedenen Arten von Zwangshandlungen geben.

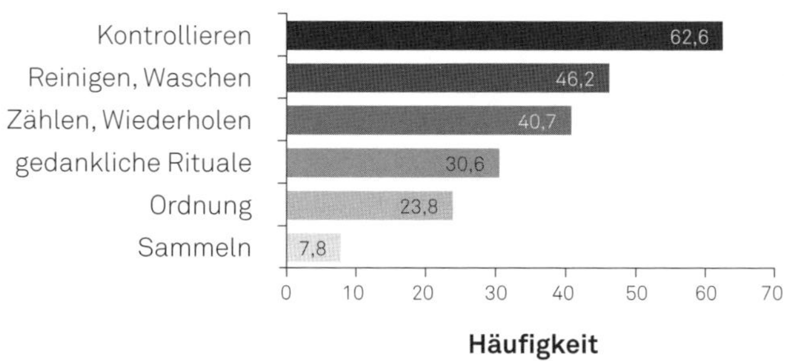


**Abbildung 1:** Die häufigsten Arten von Zwangshandlung – Ergebnisse einer Befragung von Menschen mit einer Zwangsstörung (Voderholzer et al., 2015)

*Kontrollzwänge.* Kontrollzwänge beziehen sich typischerweise auf alltägliche Gebrauchsgegenstände wie Fenster, Türen oder Elektrogeräte wie den Herd. Kontrollzwänge können aber auch bei den verschiedensten Alltagsaktivitäten auftreten, zum Beispiel beim Autofahren, Kochen, Schreiben und dem Gebrauch eigener Haushaltsgeräte oder des eigenen Mobiltelefons. Meistens beziehen sich die Befürchtungen darauf, durch eigene Unachtsamkeit Schaden für sich selbst oder andere zu verursachen und dadurch Schuld auf sich zu laden. Häufig werden andere Menschen in Kontrollzwänge eingebunden, zum Beispiel, indem ein Betroffener versucht, sich bei anderen zu versichern („Habe ich die Fahrradfahrerin wirklich nicht umgefahren?"). Kontrollzwänge können auch verdeckt stattfinden. Manche Betroffene versuchen, sich möglichst genau an ein Ereignis zu erinnern oder einen bestimmten Handlungsablauf so detailliert wie möglich gedanklich zu rekonstruieren, um sich selbst rückzuversichern, dass sie nichts Schlimmes getan haben.

### Fallbeispiel: Wolfgang (Kontrollzwänge)

Wolfgang, 53 Jahre alt, ist Beamter im Patentamt und lebt mit der mittlerweile 81-jährigen Mutter in einem gemeinsamen Haushalt. Er ist alleinstehend, eine Partnerschaft gab es bislang nie. Sein Vater verließ die Familie früh und brach den Kontakt zu seinem Sohn ab, als dieser zwölf Jahre alt war.

Wolfgang kontrolliert beim Verlassen des Hauses mehrfach, ob er die Türe abgeschlossen hat. Er rüttelt mehrfach an der Klinke, drückt und zieht, und schließt bis zu zehn Mal auf und wieder zu, um sicher zu gehen, ob er wirklich abgeschlossen hat. Das Verlassen des Hauses ist dadurch mit einem erheblichen Zeitaufwand von durchschnittlich 15 Minuten verbunden. Dies führt dazu, dass er häufig zu spät kommt. Da er dieses Ritual selbst als extrem quälend erlebt, verlässt er das Haus mittlerweile fast nur noch zur Arbeit und für wichtige Erledigungen.

Wolfgang befürchtet, dass wichtige Unterlagen, wie zum Beispiel seine Kontodaten, gestohlen und missbräuchlich verwendet werden könnten und er dadurch verarmen könnte. Über die Jahre sind verschiedene gedankliche Rituale hinzugekommen. Er muss beim Kontrollieren bzw. Abschließen jeweils zehn Mal „zu, zu, zu" denken. Falls er gestört wird, muss er das Ritual von vorne beginnen.

Die ersten Kontrollzwänge traten mit etwa 13 Jahren auf. Schon sehr lange ist seine Stimmung anhaltend gedrückt – er kennt sich praktisch gar nicht mehr anders. Auch fällt es ihm schwer, sich zu Aktivitäten aufzuraffen. Er grübelt viel, am Wochenende zieht er sich häufig ins Bett zurück. Vor mehreren Jahren diagnostizierte sein Hausarzt eine Depression und verschrieb ihm ein Antidepressivum, welches er seitdem einnimmt. Er hat selbst nicht den Eindruck, dass das Medikament ihm hilft. Die Einnahme hinterfragt er bislang nicht, weil er Sorge vor einer Verschlechterung seines Zustands hat. Weil schon länger seine berufliche Leistungsfähigkeit leidet, begab Wolfgang sich vor zwei Jahren in eine psychosomatische Reha-Behandlung mit Schwerpunkt Depression, die ihm mit den Zwängen jedoch kaum Erleichterung erbrachte.

*Wasch- und Reinigungszwänge.* Wasch- und Reinigungszwänge betreffen meistens persönliche Gegenstände wie den eigenen Computer, Schlüssel, das Smartphone oder ganze Bereiche wie den Schreibtisch, ein bestimmtes Zimmer (z.B. Küche und Bad) oder die ganze Wohnung bzw. das ganze Haus. Die Wasch- und Reinigungsrituale können einerseits mit Befürchtungen von Kontamination mit Keimen oder sonstigen Krankheitserregern verbunden sein. Ebenso häufig berichten Betroffene davon, dass die Zwänge durch ausgeprägte Gefühle von Ekel ausgelöst werden, ohne Befürchtungen konkretisieren zu können.

Die Reinigung kann dabei mit Wasser, normalen Putzmitteln oder speziellen Desinfektionsmitteln stattfinden, wovon erheblich erhöhte Mengen und erheblich mehr Zeit für die Wasch- und Reinigungshandlungen benötigt werden (mit entsprechenden finanziellen Konsequenzen und sehr häufig Konflikten mit Angehörigen). Außerdem kann es durchaus zu einer gesundheitlichen Gefährdung kommen, zum Beispiel Hautschäden. Einige Betroffene desinfizieren auch Lebensmittel. Unter den Waschzwängen findet man meistens normale Handlungen wie das Händewaschen, Duschen oder die Intimpflege, die in einem deutlich übertriebenen Ausmaß oder einem sehr rigiden Ablauf ausgeführt werden. Nicht selten verbringen Betroffene einen Großteil ihres Tages mit diversen Waschritualen, sodass kein normales Leben mehr möglich ist.

**Fallbeispiel: Clara (Waschzwänge)**

Clara ist 36 Jahre alt, verheiratet und hat zwei Kinder. Sie hat eine Ausbildung zur Arzthelferin gemacht und bis zur Geburt ihres ersten Kindes in einer Allgemeinarztpraxis gearbeitet.

Die Zwänge traten mit der Geburt des ersten Kindes auf. Damals fürchtete sie, ihr Kind mit Keimen kontaminieren zu können, weswegen sie sich vor jedem Körperkontakt mit ihrem Kind die Hände wusch. Mit der Zeit breiteten sich die Waschzwänge immer weiter in ihrem Leben aus. Clara entwickelte zunehmend die Befürchtung, dass sie selbst oder jemand anderes zu Schaden kommen könnte (z. B. schwer erkranken könnte), indem sie Fäkalbakterien verteilen könnte. Um dies zu verhindern, verrichtet sie ihr „großes Geschäft" folgendermaßen: An der Türe zieht sie ihre Kleidung komplett aus, geht auf die Toilette, wischt sich zunächst normal und dann mit einem Desinfektionstuch den Po ab. Anschließend wischt sie auch die Toilette mit Desinfektionstüchern ab. Danach duscht sie und zieht frische Kleidung an. Die „verschmutzte" Kleidung wirft sie in die Wäsche und desinfiziert sich die Hände hinterher erneut mit einem Desinfektionsmittel, bevor sie etwas anderes anfasst.

Nach einer vor sechs Jahren abgebrochenen ambulanten Therapie begab sich Clara vor zwei Jahren erneut in ambulante Verhaltenstherapie, die sie grundsätzlich als unterstützend erlebt. Bisher fanden jedoch keine angeleiteten Expositionsübungen statt.

*Zählzwänge.* Ein Zählzwang kann beinhalten, dass alle möglichen Gegenstände oder auch Personen gezählt werden müssen. Es kann aber auch sein, dass sich ein Betroffener dazu getrieben fühlt, bestimmte gedankliche Zählrituale (z. B. alle Primzahlen aufzählen) oder Rechenaufgaben durchzuführen. Zählzwänge treten häufig in Verbindung mit anderen Zwangshandlungen auf, in deren Folge sich die Zwänge auf Zählen als zusätzliches Sicherheitsritual ausgeweitet haben. Zählzwänge können zudem in Zusammenhang mit magischem Denken vorkommen, beispielsweise zur Verhinderung befürchteter katastrophaler Konsequenzen, zu welchen es bei Unterlassen des Zählrituals kommen könnte (z. B. ein Schicksalsschlag wie Krankheit oder Unfall der eigenen Person oder eines nahen Angehörigen).

*Wiederholungszwänge.* Wenn Menschen unter Wiederholungszwängen leiden, dann haben sie den unwiderstehlichen Drang, bestimmte Handlungen so lange zu wiederholen, bis diese sich abgeschlossen, vollständig oder „fertig" anfühlen. Hier kann es eine Überschneidung mit Kontroll- und Waschzwängen geben. Meistens ist dabei aber nicht eine bestimmte Befürchtung im Fokus, sondern das quälende Gefühl, „dass etwas nicht stimmt" („*Not-just-right*"-Gefühl). Diese Verunsicherung und krankhafte Zweifel können sehr umfassend werden. Einer unserer Patienten mit Wiederholungszwängen musste beispielsweise so lange wiederholt in einen Raum zurückgehen, bis er sich sicher war, diesen auch wirklich verlassen zu haben. Es gibt auch verdeckte Wiederholungszwänge. Dann muss eine Betroffene zum Beispiel bestimmte Gedanken einem festen Ritual folgend immer wieder wiederholen.

*Ordnungszwänge.* Im Gegensatz zu Menschen, die einfach sehr gewissenhaft und ordentlich sind und das auch sein wollen, können Menschen mit Ordnungszwängen nicht anders. Die eigene Kleidung, persönliche Gegenstände, Akten oder mittlerweile auch digitale Medien wie Fotos *müssen* auf eine bestimmte Art und Weise geordnet werden, weil die innere Anspannung sonst als nicht aushaltbar erlebt wird.

**Fallbeispiel: Marie (Ordnungszwänge)**

Marie, 41 Jahre alt, ist verheiratet, hat ein Kind und arbeitet als Versicherungskauffrau. Sie hält ihre Wohnung penibel in Ordnung. Im Kleiderschrank ist alles ordentlich zusammengefaltet, millimetergenau zusammengeschichtet und nach Farben sortiert. In der Wohnung hat jedes Teil seinen Platz, nichts liegt herum, alles wird sofort aufgeräumt, die Möbelstücke stehen in präzisem Winkel zueinander. Zusätzlich hat Marie noch einen Putz- und Waschzwang. Sie hat Sorge, dass ihre Nachbarn und Verwandten sie für eine schlechte Ehefrau und Mutter halten könnten, falls sie die Wohnung „verwahrlosen" lässt.

Maries Vater litt, solange sie denken kann, unter einer Herzkrankheit, was die Atmosphäre in der Familie bestimmte. Sie selbst musste als Kind immer besonders aufpassen, den Vater nicht durch Lärm zu belasten, um nicht Auslöser für dessen Herzbeschwerden zu sein. Etwa in diesem Alter traten die ersten Ordnungszwänge auf. Nach dem frühen Herztod des Vaters verstärkten sich die Zwänge noch mal deutlich. Aufgrund dieser erhöhten emotionalen Belastung war sie ein ängstliches Kind. In der weiterführenden Schule erfuhr sie daher unter Gleichaltrigen Hänseleien und Ausgrenzung. Bis zu ihrer Aufnahme in stationäre Behandlung hatte eine mehrjährige ambulante Therapie zu keiner Linderung ihrer Zwänge geführt.

*Sammelzwänge.* Bei Sammelzwängen können Betroffene persönliche Gegenstände oder auch belanglose Dinge wie alte Zeitungen oder Werbeflyer nicht wegwerfen, weil sie befürchten, dass sie diese nochmal brauchen könnten. Bei Menschen mit Kontrollzwängen steht manchmal das Sammeln und Aufbewahren von Gegenständen im direkten Zusammenhang mit den Zwängen. Wenn es aber hauptsächlich um das Aufbewahren und Nicht-wegwerfen-Können geht (was auch ohne weitere Zwangssymptome auftreten kann), dann handelt es sich möglicherweise um pathologisches Horten, was mittlerweile als eine eigenständige Diagnose im Rahmen der sogenannten Zwangsspektrumsstörungen angesehen wird (vgl. Kapitel 2.3).

Beispielsweise bewahrte ein Patient mit schwer ausgeprägten Kontrollzwängen, der täglich ein schriftliches Protokoll über alle Vorgänge des Tages verfasste, diese schriftlichen Protokolle über 20 Jahre auf, ohne diese jemals wieder anzusehen. Das Führen wie auch das Aufbewahren seiner Protokolle vermittelten ihm Sicherheit und Kontrolle, während des Tages nicht etwas Schlimmes oder Verbotenes ausgesprochen oder getan zu haben.

## 2.3 Verwandte Störungen (Zwangsspektrumsstörungen)

Neben den typischen Zwangsstörungen mit ihren charakteristischen Zwangsgedanken und Zwangshandlungen gibt es auch eine Reihe psychischer Störungsbilder, die den Zwangsstörungen ähneln, aber auch Unterschiede aufweisen. Hiervon Betroffene weisen zwanghafte Verhaltensweisen auf, deren Art, ihre Entstehung und ihre Bedeutung sich jedoch von den typischen Zwangshandlungen unterscheiden. Im Folgenden sollen diese mit den Zwangsstörungen verwandten Störungen kurz vorgestellt werden:

*Pathologisches Horten.* Die Betroffenen neigen dazu, Gegenstände zu sammeln und aufzubewahren, ohne dass diese Gegenstände einen tatsächlichen Wert für sie haben. Das Sammeln und das Aufbewahren der Gegenstände führen zur Überfüllung der Wohnbereiche, sodass diese im schlimmsten Fall gar nicht mehr betreten werden können. Charakteristisch ist, dass die gehorteten Gegenstände, zum Beispiel Kleidung, Bücher, Zeitschriften, einen hohen emotionalen Wert für die Betroffenen haben, zum Beispiel mit Erinnerungen verbunden sind oder mit dem Gedanken, dass sie irgendwann noch einmal von Nutzen sein könnten. Man geht davon aus, dass frühkindliche Bindungsstörungen eine Rolle spielen können. Die Gegenstände sind gewissermaßen zu Ersatzobjekten geworden, zu denen eine starke emotionale Bindung besteht.

Der Drang, Dinge zu sammeln und zu horten, kann unterschiedlich schwer ausgeprägt sein. In schwersten Fällen ist der Sammeltrieb so groß, dass die Gegenstände gestohlen werden, in den meisten Fällen sind es jedoch Gelegenheiten wie Erbschaften, Flohmärkte oder Sonderangebote. Erste Ansätze zwanghaften Hortens treten oft schon in der Kindheit und Jugend auf, aber in der Regel wird die Störung, insbesondere auch deren Folgen, im Laufe des Lebens schlimmer. Etwa 20 % der Betroffenen haben auch andere typische Zwangssymptome, aber bei vier von fünf Patientinnen mit pathologischem Horten steht dieses ganz im Vordergrund der Symptomatik.

*Körperdysmorphe Störungen.* Dieser Begriff bedeutet, dass die Betroffenen an Gedanken leiden, dass etwas am Körper missgestaltet *(„dysmorph“)*, hässlich und abstoßend ist. Diese Gedanken beziehen sich oft auf das eigene Gesicht, die Haut, die Haare oder andere Körperteile. Die Fixierung auf diese Körperbereiche kann extrem belastend sein, sodass die Betroffenen sehr niedergeschlagen und ängstlich sind und versuchen, die entsprechenden Körperstellen, wenn es möglich ist, zu verbergen. Die Gedanken können sehr überwertig sein, d. h. an Wahnideen erinnern.

*Zwanghaftes Aufkratzen der Haut (Skin Picking).* Sich die Haut aufkratzen, Pickel oder Mitesser ausdrücken sind Verhaltensweisen, die jeder Mensch kennen dürfte. Es gibt aber eine Form der Zwangsspektrumsstörung, bei der ein anhaltend sehr ausgeprägter Drang oder Impuls besteht, die Haut immer wieder derart aufzukratzen oder zu manipulieren, dass dadurch eine körperliche Entstellung und ein Leidensdruck entsteht und die Betroffenen auch übermäßig viel Zeit mit diesem Verhalten verbringen. Nur wenn das Aufkratzen der Haut so stark ausgeprägt ist, dass der Betroffene dadurch erheblich beeinträchtigt ist und leidet, würden wir von einer krankhaften Störung sprechen. Im Unterschied zu den typischen Zwangshandlungen ist mit der Handlung des Aufkratzens oder Ausdrückens selbst ein kurzfristiges Lustgefühl, eine Art „Kick“ verbunden. Typischerweise tritt das Verhalten dann stärker auf, wenn die Betroffenen angespannt oder gestresst sind oder auch Langeweile haben und das Zwangsverhalten davon ablenkend wirkt. Viele der Patientinnen und Patienten sind sich der Häufigkeit des Verhaltens gar nicht bewusst, die Handlungen laufen oft automatisiert ab.

Wenn das Verhalten krankhafte Züge aufweist, bietet sich eine Verhaltenstherapie an, bei der die Wahrnehmung körperlicher und emotionaler Anspannungszustände gefördert wird. Darüber hinaus gilt es, alternative Fertigkeiten zu entwickeln und an den drängenden Impuls zur Manipulation der eigenen Haut zu koppeln (z. B. die Faust ballen, sich auf die Hand setzen), um auf andere Weise die Anspannung überwinden zu lernen (sog. *habit reversal training*).

*Zwanghaftes Haareausreißen (Trichotillomanie).* Dabei handelt es sich um eine ganz ähnliche Form der Zwangsspektrumsstörung wie das Skin Picking. Betroffen sind allerdings die Haare. Es besteht der wiederkehrend sehr intensive Drang, Körperhaare auszureißen, wobei alle Regionen des Körpers betroffen sein können. Am häufigsten liegt der Fokus auf Kopfhaaren, Augenbrauen und Wimpern, seltener auch Achsel- und Schamhaare. Bei manchen kann dieses Verhalten während kurzer Zeitabschnitte am Tag auftreten, bei anderen den ganzen Tag über. Manche haben auch den Drang, die ausgerissenen Haare dann herunterzuschlucken. Im schlimmsten Fall kann das Haare ausreißen dazu führen, dass größere Flächen der Kopfhaut kahl sind. Die empfohlene Therapieform ist ebenfalls der des Skin Picking sehr ähnlich.

*Ticstörungen.* Zwischen Ticstörungen und Zwangsstörungen bestehen enge Beziehungen. Ein Teil der Menschen mit einer Zwangsstörung leidet auch an Tics. Betroffene mit einer Ticstörung haben in über 50 % auch typische Zwangssymptome. Unter Tics versteht man unwillkürliche (d. h. ohne bewusste Handlungsabsicht) kurze Anspannungen von Muskeln oder Muskelgruppen. Typisch sind zum Beispiel Blinzeltics, Schulterzucken *(motorische Tics)*. Auch unwillkürliche Lautäußerungen wie Räuspern, Zungenschnalzen *(vokale Tics)* sind charakteristisch. Die Tics werden von den Betroffenen anders wahrgenommen als Zwänge, d. h., sie werden nicht durch einen angstbesetzten Gedanken oder einen Zweifel ausgelöst. Die Betroffenen verspüren vielmehr einen drängenden Impuls, die Tics auszuüben. Die Tics dienen (im Unterschied zu Zwangshandlungen) nicht dazu, einer bestimmten Angst entgegenzuwirken oder Befürchtungen zu neutralisieren. Tics treten häufiger im Kindesalter auf und lassen zumeist mit dem Erwachsenwerden nach, in schweren Fällen bleiben sie aber während des ganzen Lebens bestehen.

Ein kleiner Teil der von Tics Betroffenen leidet an einer komplexen Form der Ticstörung, die man als *Tourette-Syndrom* bezeichnet und bei der eine

Vielzahl von motorischen und vokalen Tics auftritt. Typisch ist für dieses Störungsbild auch der Drang, unflätige Worte auszusprechen. Man bezeichnet dies als *Koprolalie,* ein Symptom, welches natürlich oft einige soziale Folgen für die Betroffenen hat, obwohl es eindeutig ein Symptom der Krankheit ist und die Betroffenen diese Symptome nicht willentlich steuern können. In der Therapie von Ticstörungen und des Tourette-Syndroms werden sowohl Medikamente als auch Psychotherapie eingesetzt, was bei vielen Betroffenen leider nur einen begrenzten Erfolg hat.

*Geruchszwang (Olfaktorische Referenzstörung oder Eigengeruchswahn).* Diese Störung ist der körperdysmorphen Störungen recht ähnlich, nur beziehen sich die Gedanken nicht auf das Aussehen, sondern auf den Geruch. Betroffene sind davon überzeugt, dass sie unangenehm riechen und dies eine Belastung für das Umfeld darstellt. Man spricht daher auch vom „Eigengeruchswahn". Die Betroffenen denken zum Beispiel, dass sie nach Schweiß, Müll, Kot oder Urin stinken und dass der Geruch aus dem Mund, den Achseln, von den Füßen oder aus dem Intimbereich kommt. Die Betroffenen kontrollieren sich in zwanghafter Form und versuchen, die vermeintlich wahrgenommenen Gerüche zu kaschieren oder zu verdecken, indem sie sich übermäßig oft duschen, häufig die Kleider wechseln oder exzessiv viel Deospray oder Parfüms verwenden. Typisch ist auch, dass soziale Situationen vermieden werden.

*Angst vor Krankheiten (Hypochondrie).* Bei der Hypochondrie wurde diskutiert, dass diese Erkrankung eigentlich auch eine Form der Zwangsspektrumsstörung darstellt, obwohl sie in den bisherigen Klassifikationssystemen für psychische Erkrankungen (DSM, ICD) nicht als eine mit den Zwängen verwandte Störung angesehen wurde. Die Betroffenen leiden an exzessiven Befürchtungen, an einer schweren Krankheit zu leiden oder erkranken zu können, zum Beispiel Krebs, Schlaganfall, Herzinfarkt oder anderen Erkrankungen. Die Gedanken ähneln den Zwangsgedanken von vielen Betroffenen mit Zwangsstörungen und führen typischerweise zu zahlreichen Kontrollhandlungen und Rückversicherungen. Dies kann sich zum Beispiel auf zwanghaftes Recherchieren von Krankheitssymptomen im Internet beziehen. Typisch sind auch sehr häufige Arztbesuche, Kontrolluntersuchungen oder ein ständiges Überprüfen des eigenen Körpers auf Krankheitshinweise.

# 3 Wie entsteht eine Zwangsstörung?

Nach aktuellem Stand der Expertenmeinung müssen mehrere Einflussfaktoren zusammentreffen, um die Entstehung und Aufrechterhaltung einer Zwangsstörung zu erklären. Wir sprechen daher von einem *multifaktoriellen Erklärungsmodell* (vgl. Abbildung 2). Im konkreten Einzelfall nehmen diese Faktoren in individuell unterschiedlichem Ausmaß einen Einfluss auf die Entstehung und Aufrechterhaltung der Störung. Diese wissenschaftlich untersuchten Einflussfaktoren betreffen (1) eine erhöhte neurobiologische Verletzlichkeit, (2) prägende Erfahrungen und (3) die Wirkung von Lerngesetzen. Darüber hinaus zeigen Personen, die von Zwängen betroffen sind, charakteristische Auffälligkeiten des Denkens im Sinne von (4) verzerrten Gedanken und Einstellungen wie auch (5) im Umgang mit eigenen Gedanken. Und schließlich können (6) Schutzfaktoren dem Auftreten von Zwängen entgegenwirken bzw. sich günstig auf die Überwindung von Zwängen auswirken. Im Folgenden wird ein Überblick über die verschiedenen psychologischen Erklärungsansätze gegeben.

## 3.1 Neurobiologische Erklärungsansätze

**Zwangssymptome als archaische Verhaltensweisen**

Zwangshandlungen und damit assoziierte Phänomene wie pathologisches Horten und Skin Picking können auch als übertriebene Formen angeborener Verhaltensweisen verstanden werden, welche in der Entwicklung der Menschheit und den Lebensumständen, in denen Menschen früher lebten, einen Sinn hatten und einen Überlebensvorteil dargestellt haben dürften. Für den steinzeitlichen Menschen war zum Beispiel häufigeres Waschen der Nahrung oder Reinigen von Alltagsgegenständen zur Vermeidung von Infektionen sinnvoller als übertriebenes Waschen in unserer heutigen Zeit. Auch häufigeres Kontrollieren der Umgebung (z. B., um zu prüfen, ob gefährliche Raubtiere in der Nähe sind) hatte für den urzeitlichen Menschen eine höhere Bedeutung als unter den heute gewohnten Lebensumständen. Und auch

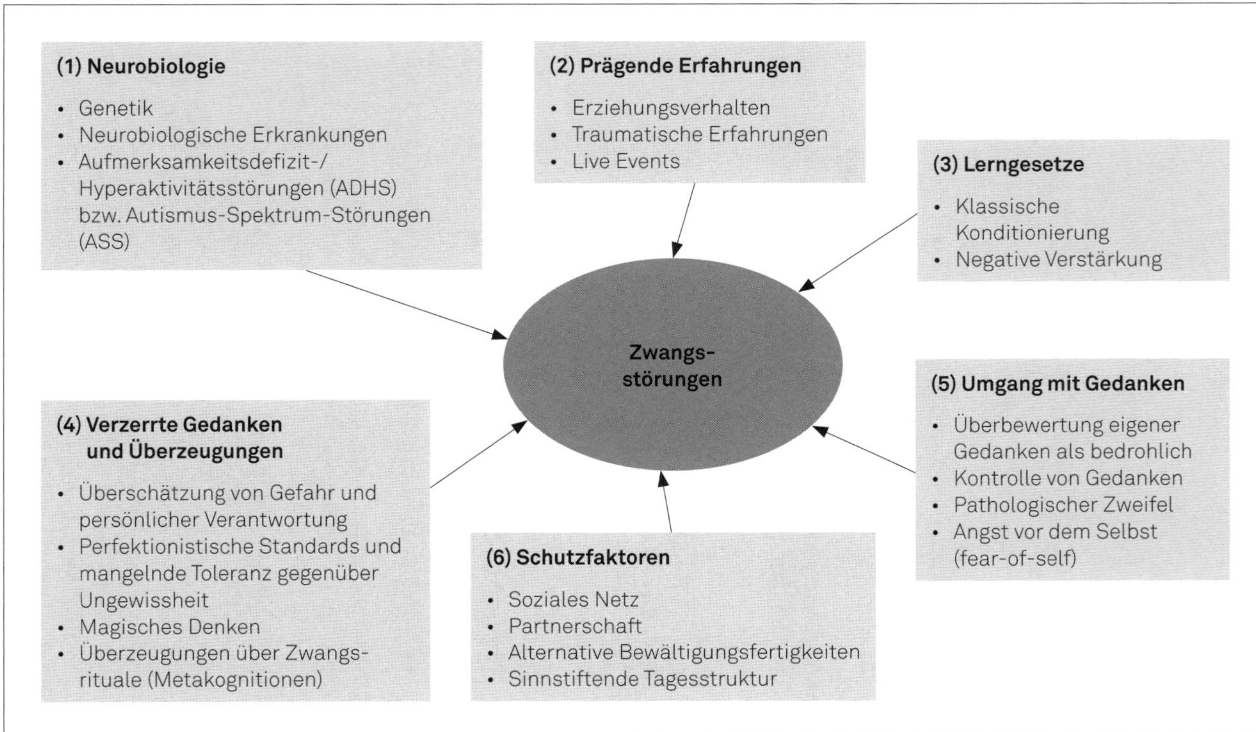


**Abbildung 2:** Erklärungsansätze für Zwangsstörungen

das Ansammeln von Gegenständen oder Nahrung, um vielleicht den Winter besser zu überstehen, dürfte in früheren Zeiten überlebenswichtiger gewesen sein als heute.

In diesem Sinne können Zwangshandlungen als übertriebene, enthemmte Verhaltensmuster verstanden werden, die in der Evolution des Menschen von Bedeutung waren und bei einer Zwangsstörung in ihrem Ausmaß zu sinnlosen, übertriebenen Handlungen geworden sind. Hier besteht eine Ähnlichkeit zur Angstreaktion, die ebenfalls eine angeborene, archaische Überlebensreaktion ist und bei Angstpatienten in Situationen auftritt, in denen keine reale Gefahr mehr besteht.

### 3.1.1 Sind Zwangsstörungen erblich?

Alle psychischen Erkrankungen haben auch einen gewissen erblichen Anteil. Dies bedeutet, dass die genetische Veranlagung, nicht aber die Erkrankung selbst, erblich ist. Mit anderen Worten: Wenn man bestimmte Gene hat, ist das Risiko, im Laufe des Lebens eine bestimmte Erkrankung zu bekommen, höher als bei anderen Menschen. Es gibt psychische Erkrankungen, bei denen dieser erbliche Faktor besonders stark ausgeprägt ist, wie zum Beispiel bei bipolaren Störungen, bei Aufmerksamkeitsdefizit-/Hyperaktivitätsstörungen (ADHS) oder bei Psychosen. Bei anderen Erkrankungen wie Depressionen, Angststörungen und den Zwangsstörungen schätzt man diesen erblichen Anteil auf etwa 30 bis 40 %. Umgekehrt bedeutet dies, dass Umweltfaktoren wie prägende Lebenserfahrungen, Erziehung und auslösende Belastungen insgesamt eine stärkere Rolle spielen als der genetische Einfluss.

Die Wahrscheinlichkeit für eine Person, im Laufe des Lebens an einer Zwangsstörung zu erkranken, liegt durchschnittlich bei etwa 2 bis 3 %. Wenn jedoch in der Familie ein sogenannter Erstgradangehöriger (Eltern oder Geschwister) bereits an einer Zwangserkrankung leidet, dann besteht ein etwa fünffach erhöhtes Risiko, d.h. eine Wahrscheinlichkeit von 10 bis 15 %, ebenfalls eine Zwangsstörung zu entwickeln.

**Merke**

Der erbliche Anteil einer Zwangsstörung wird auf etwa 30 bis 40 % geschätzt. Somit wird ein Anteil von über 60 % auf Lern- und Umwelteinflüsse zurückgeführt.

### 3.1.2 Gibt es ein bestimmtes Gen für die Zwangserkrankung?

Es gibt erbliche körperliche Erkrankungen, die auf ein einziges verändertes Gen zurückzuführen sind. Jahrzehntelange Forschung bei psychischen Erkrankungen hat bislang jedoch keine einzelnen Gene gefunden, welche für bestimmte psychische Erkrankungen verantwortlich sind. Das erbliche Risiko scheint an verschiedenen Genen zu liegen, eventuell an einer Kombination bestimmter Gene, die Einflüsse auf den Gehirnstoffwechsel haben. Nach aktuellem Stand der Wissenschaft gibt es auf neurobiologischer Ebene Überlappungen der verschiedenen psychischen Erkrankungen, d.h., dass ein erhöhtes Risiko für eine bestimmte psychische Erkrankung mit einem erhöhten Risiko für andere psychische Störungen verbunden ist. Beispielsweise haben Menschen mit Zwangsstörung auch ein erhöhtes erbliches Risiko für Essstörungen und umgekehrt.

### 3.1.3 Können Schädigungen des Gehirns eine Zwangsstörung auslösen?

Diese Frage einer möglichen erworbenen Schädigung des Gehirns als mögliche Ursache eine Zwangsstörung muss aus wissenschaftlicher Sicht mit einem klaren Ja beantwortet werden. Es gibt bestimmte Teile des Gehirns, die sogenannten Basalganglien, die eine besondere Rolle in der Entstehung von Zwangsstörungen zu spielen scheinen. Wenn Basalganglien geschädigt werden, zum Beispiel durch einen Sauerstoffmangel, durch einen Tumor oder durch Entzündungen, kann dies Zwangsstörungen auslösen.

Am besten belegt werden konnte dies bei Zwangsstörungen, die relativ abrupt bei Kindern und Jugendlichen nach bakteriellen Infektionen mit

Streptokokken auftreten. Nach solchen Infektionen kann es zu Immunreaktionen des Körpers kommen, die fälschlicherweise nicht nur die Streptokokken, sondern auch Hirnzellen angreifen, und zwar besonders Hirnzellen im Bereich der Basalganglien. Kinder und Jugendliche, die an solchen Autoimmunreaktionen nach Infektionen leiden, haben verschiedene neurologische und auch psychische Symptome, beispielsweise besonders oft Zwangssymptome. Man konnte auch nachweisen, dass im Blut der Kinder und Jugendlichen mit solchen Autoimmunreaktionen Antikörper gegen Gehirnzellen im Bereich der Basalganglien vorhanden sind. Je höher diese Antikörperspiegel ausfielen, desto ausgeprägter waren auch die Zwangssymptome. Man forscht derzeit daran, diese Formen von Zwangsstörungen durch Immuntherapien zu behandeln. Nach jetzigem Stand der Erkenntnisse kann eine solche Behandlung jedoch nur dann Erfolg haben, wenn sie sehr frühzeitig einsetzt, d.h., bevor Hirnzellen geschädigt werden. Wichtig ist auf jeden Fall zum jetzigen Zeitpunkt, dass Streptokokken-Infektionen (meist in Form von Mandelentzündungen oder Scharlach) gefährliche Krankheiten sein können, die auch Folgen für das Gehirn und andere Organe (z.B. Herz oder Nieren) haben können und daher unbedingt frühzeitig auch mit Antibiotika behandelt werden müssen.

### 3.1.4 Was ist im Gehirn verändert, wenn ein Mensch an Zwangssymptomen leidet?

Seit über 30 Jahren wird der Hirnstoffwechsel bei Zwangsstörungen untersucht. Solche Untersuchungen sind aufwendig und teuer und teilweise auch mit einer Strahlenbelastung verbunden, sodass nur wenige Untersuchungen mit vergleichsweise geringen Teilnehmerzahlen vorliegen. Diese weisen jedoch recht einheitlich auf eine Überaktivität des Gehirns in ganz bestimmten Hirnregionen in Zusammenhang mit den Zwangssymptomen hin. Insbesondere hat sich gezeigt, dass ein solcher erhöhter Hirnstoffwechsel in den *Basalganglien* und in Teilen des Vorderhirns *(Frontalhirns)* vorkommt.

Interessanterweise nimmt nach erfolgreicher Therapie die Überaktivität des Hirnstoffwechsels in diesen Hirnregionen wieder ab, und zwar ganz unabhängig von der Art der durchgeführten Therapie: Sowohl nach erfolgreicher Psychotherapie als auch nach erfolgreicher medikamentöser Therapie zeigten Patienten mit Zwangsstörungen danach eine normalisierte Hirnaktivität. Diese übereinstimmenden Beobachtungen haben dazu geführt, dass Wissenschaftler eine Annahme formuliert haben, wie Zwangsgedanken und Zwangshandlungen im Gehirn ausgelöst werden bzw. welche hirnorganische Grundlage diese haben könnte.

Der wissenschaftlichen Theorie nach geht man davon aus, dass es für das Auslösen und Aufrechterhalten bestimmter Handlungsmuster (z. B. Waschen, Reinigen, Kontrollieren, Sammeln, etc.) auf eine Balance von Regelsystemen des Gehirns ankommt. Eines dieser Regelsysteme scheint demnach für das Auslösen und Aufrechterhalten von Handlungen verantwortlich zu sein, ein zweites Regelsystem mehr für das Beenden und den Wechsel von einem zum anderen Handlungsmuster. Bei Menschen mit Zwangsstörungen wäre demnach die eine Regelschleife überaktiv, die andere Regelschleife hingegen zu wenig aktiv, bzw. die beiden Regelschleifen nicht in einer Balance. Dies würde erklären, dass bei Menschen mit Zwangsstörungen ein erhöhter Drang besteht, bestimmte Handlungsmuster zu beginnen und fortzusetzen, verbunden mit einer Schwäche, einmal ausgelöste Handlungen wieder zu stoppen oder auf andere Verhaltensweisen zu wechseln. Oder anders gesagt: Menschen mit Zwangsstörungen haben offenbar eine überaktive Zwangsschleife im Gehirn, die zu dem Drang beiträgt, bestimmte Gedanken immer wieder denken und bestimmte Handlungen immer wieder ausführen zu müssen.

Aus therapeutischer Sicht zeigt eine solche biologische Erklärung absehbar nicht die einzige Ursache für Zwangsstörungen auf. Hirnorganische Bedingungen dieser Art erklären vielmehr eine erhöhte Neigung zu Zwängen und sind nicht deren alleinige Ursache. Es liegen jedoch hinreichend wissenschaftliche Belege dafür vor, dass solche biologischen Faktoren bei der Entwicklung und Aufrechterhaltung von Zwangserkrankungen eine Rolle spielen. Das Wissen darüber kann auch dazu beitragen, sich weniger schuldig fühlen zu müssen oder Scham für Zwänge empfinden zu müssen, wenn man weiß, dass eine hirnorganische Störung zu dem inneren Drang für Zwänge beitragen kann. Und, noch wichtiger, dass diese Störung mithilfe gezielter Therapie erfolgreich beeinflusst werden kann.

**Merke**

Auf biologischer Ebene werden Abweichungen in Regelsystemen des Gehirns für eine erhöhte Neigung zu Zwängen verantwortlich gemacht.

### 3.1.5 Gibt es Medikamente, die Zwangsstörungen auslösen können?

Es gibt Psychopharmaka und auch Drogen, die Zwangssymptome auslösen oder verstärken können. Am häufigsten hat man dies bei bestimmten Medikamenten beobachtet, die zur Behandlung von Psychosen eingesetzt werden. Besonders das Medikament Clozapin, welches zu den wirksamsten Medikamenten bei der Behandlung von Schizophrenie gehört, kann vor allem in hohen Dosen Zwangssymptome auslösen oder bestehende Zwangssymptome verstärken.

Man geht davon aus, dass diesem Effekt des Medikamentes eine unerwünschte Nebenwirkung der Substanz auf das Serotoninsystem zugrunde liegt. Dieses Medikament bewirkt sozusagen den gegenteiligen Effekt, den üblicherweise gegen Zwänge eingesetzte Medikamente (die sogenannten *Selektiven Serotonin-Wiederaufnahmehemmer*, SSRI) bewirken, indem es das Serotoninsystem blockiert. Tritt diese Nebenwirkung unter einer Clozapin-Behandlung auf, dann sollte allerdings Clozapin nicht unbedingt abgesetzt werden, weil es oftmals eine besonders gute Wirkung gegen Psychosen hat. In diesem Fall sollte vorzugsweise das Medikament in der Dosis reduziert bzw. bei starken psychotischen Symptomen auch andere antipsychotische Medikamente eingesetzt werden.

Eine andere Gruppe von Medikamenten, die im Gehirn Dopamin stimulieren, kann ebenfalls Zwangssymptome auslösen. Das sind die sogenannten Psychostimulanzien oder Aufputschmittel, deren Wirkung darin besteht, dass sie das Dopaminsystem stimulieren. Zu den Drogen, die das Dopaminsystem anregen, zählen zum Beispiel Crystal Meth und andere Amphetamine, die als Nebenwirkung Zwänge auslösen können.

## 3.2 Prägende Erfahrungen und auslösende Lebensereignisse

Der folgende Abschnitt beschäftigt sich mit verschiedenen Einflüssen der persönlichen Lerngeschichte, welche an der Entwicklung von Zwängen beteiligt sein können.

### 3.2.1 Erziehungsverhalten

Bevor wir uns möglichen Einflussfaktoren der Erziehung widmen, gleich vorweg: Das Erziehungsverhalten ist ganz sicher nur einer von mehreren Einflussfaktoren auf die Entwicklung von Zwangsstörungen. Die meisten Eltern von Menschen mit psychischen Beschwerden quält die Sorge, in der Erziehung etwas falsch gemacht zu haben, und somit quasi „schuld an der Zwangsstörung" zu sein. Sehr viele Menschen mit einer Zwangsstörung haben Eltern, welche sich größte Mühe geben, ihre Kinder zu unterstützen. Außerdem ist zu berücksichtigen, dass mit zunehmendem Lebensalter sicher nicht nur die Eltern prägenden Einfluss haben, sondern auch Geschwister, Großeltern, gleichaltrige Freunde sowie Erzieherinnen und Lehrkräfte.

Sicher nicht leugnen lässt sich jedoch, dass das elterliche Erziehungsverhalten prägenden Einfluss auf kindliches Verhalten und die Entwicklung von Einstellungen, Werten und Normen hat. Diese wiederum können sich im individuellen Erscheinungsbild einer Zwangssymptomatik niederschlagen. Hier einige Bespiele für übertriebenes Erziehungsverhalten und seine Konsequenzen, inklusive Beispiele für Funktionen, die die Entwicklung von Zwängen in der jeweiligen Konstellation haben kann:

*Übertrieben gewissenhafter Stil der Eltern.* Viele Zwangserkrankte berichten rückblickend von einem übertrieben gewissenhaften bis hin zu zwanghaftem Verhalten ihrer Eltern im Umgang mit Sauberkeit, Ordnung oder der Kontrolle von Gefahrenquellen (z.B. Türen, Herd und Elektrogeräten). In angemessenem Ausmaß ist ein solches Verhalten überlebenswichtig, sorgt für Sicherheit und ermöglicht menschliches Zusammenleben. Werden hierdurch jedoch vom elterlichen Modell übertriebene Werte und Normen übernommen, dann kann dies zu anhaltender Überforderung, vermehrter Angst und Unsicherheit führen – vor allem, wenn es nicht gelingt, diese hohen Maßstäbe an Sauberkeit, Ordnung und Sicherheit zu erfüllen. Mögliche Funktion der Zwänge, z.B.:

- Umgang mit unangenehmen Emotionen,
- Sicherheit und Kontrolle.

*Übertriebene Strenge und geringe Flexibilität im Umgang mit Leistung und Fehlern.* Spätestens mit Eintritt in die Schule gewinnt der Umgang mit Leistung und Fehlern an Bedeutung. Sicher haben die allermeisten Eltern die Absicht, ihr Kind bestmöglich zu fördern und vor Niederlagen zu bewahren. Wird das elterliche Verhalten im Umgang mit Lob und Bestrafung jedoch als übertrieben streng und unflexibel erlebt, dann kann dies die Entwicklung von überhöhten Standards und Angst vor Fehlern befördern. Mögliche Funktion der Zwänge, z. B.:

- Umgang mit überhöhten Leistungsanforderungen und moralischen Standards,
- Abgrenzung und Autonomie.

*Übertrieben ängstliches elterliches Verhalten:* Besteht seitens der Eltern eine sehr ausgeprägte Ängstlichkeit und Sorge um das Kind, so kann dies dazu führen, dass sie ihrem Kind weniger zutrauen und ihr Kind weniger dazu ermutigen, sich neuen und ungewissen Anforderungssituationen zu stellen. Dies kann zur Folge haben, dass Kinder nicht ausreichend Erfahrungen damit machen, sich etwas zuzutrauen, sich zu überwinden und eigene Wünsche und Bedürfnisse anderen gegenüber zu behaupten. Mögliche Funktion der Zwänge, z. B.:

- Vermeidung von Anforderungen des sozialen Umfelds,
- Schutz vor Verantwortung.

*Übertrieben dominantes elterliches Verhalten.* Die allermeisten Eltern wollen ihren Kindern Halt und Orientierung geben. Sicher ist dies im Familienalltag auch wichtig, beispielsweise wenn es gilt, pünktlich zur Schule zu kommen oder die Hausaufgaben erledigt zu bekommen. Gleichzeitig wollen Kinder in ihren Bedürfnissen gesehen und gehört werden. Kinder wünschen sich von ihren Eltern eine Bereitschaft, abweichende Interessen auszuhandeln. Wird hierbei einer oder beide Elternteile als ausgesprochen dominant und durchsetzungsstark erlebt, dann kann dies dazu führen, dass das Kind lernt, „nicht wichtig zu sein" und „sich unterordnen zu müssen". Eine natürliche kindliche Reaktion wäre, sich ärgerlich, unverstanden und ungerecht behandelt zu fühlen, ohne jedoch aufbegehren zu können, weil damit zu rechnen ist, dass dies streng sanktioniert wird. Mögliche Funktion der Zwänge, z. B.:

- Umgang mit unangenehmen Gefühlen (z. B. Ärger, Wut),
- Umgang mit zwischenmenschlichen Konflikten,
- Abgrenzung und Autonomie.

**Merke**

Elterliches Erziehungsverhalten, wie z. B. extreme Gewissenhaftigkeit, übertriebene Strenge, extrem ängstliches Elternverhalten oder ausgeprägte Dominanz, kann mit der Entwicklung von Zwängen in Verbindung gebracht werden und sich im individuellen Erscheinungsbild einer Zwangssymptomatik niederschlagen.

### 3.2.2 Traumatische Erfahrungen

Als traumatische Erfahrungen werden schwerwiegende einzelne oder auch wiederholte Ereignisse verstanden, welche eine gravierende psychische Überforderung der Betroffenen bedeuten. Je früher in der persönlichen Entwicklung und je häufiger, umso ausgeprägter die Folgen für die weitere emotionale Entwicklung. Beispielsweise beeinflussen traumatische Erfahrungen die Neigung zu Furcht und emotionaler Übererregung, die Entwicklung eines stabilen Selbstwertgefühls, die weitere Entwicklung des Sozialverhaltens und die Fähigkeit, die Welt als einen sicheren Ort wahrnehmen zu können, negativ.

Traumatisierende Erfahrungen betreffen beispielsweise schwere eigene Krankheit oder Erkrankungen bzw. Tod eines nahen Angehörigen, schwere Unfälle, Naturkatastrophen, Kriegserfahrungen, sowie Erfahrungen von Gewalt oder sexuellem Missbrauch. Infolge von Erfahrungen dieser Art besteht ein erhöhtes Risiko, beispielsweise eine posttraumatische Belastungsstörung (PTBS) zu entwickeln. Darüber hinaus gibt es wissenschaftliche Hinweise darauf, dass auch Patientinnen und Patienten mit Zwangsstörungen häufiger traumatische Erfahrungen gemacht haben (Boger, Ehring, Berberich & Werner, 2020). Nicht selten liegt sowohl eine Zwangsstörung als auch eine Posttraumatische Belastungsstörung vor.

### 3.2.3 Auslösende Lebensereignisse (Life Events)

Viele Menschen mit einer Zwangsstörung berichten einen eher schleichenden Beginn der Zwänge, oft mit Beginn im früheren Jugendalter. Dennoch lassen sich rückblickend oft auslösende Lebensereignisse identifizieren. Hierzu gehören eindeutig negative Erfahrungen wie einschneidende Verlusterfahrungen durch schwere Erkrankung bzw. Tod einer engen Bezugsperson, psychische Erkrankung eines Elternteils, Trennung der Eltern, Mobbing durch Gleichaltrige oder eine partnerschaftliche Trennung.

Darüber hinaus können auch positive Lebensereignisse zur Entwicklung von Zwängen führen, beispielsweise ein Schul- oder Ausbildungsabschluss, der Auszug aus dem Elternhaus, eine erste Partnerschaft oder die Geburt eines ersten Kindes. Auch wenn positive Lebensereignisse dieser Art einen persönlichen Entwicklungsschritt darstellen, sind sie in aller Regel mit erhöhter Verantwortung, Unsicherheit und einschneidenden Veränderungen des Lebensalltags verbunden.

**Merke**

Menschen mit einer Zwangsstörung berichten deutlich gehäuft von traumatischen Erfahrungen. Darüber hinaus werden Zwänge häufig durch einschneidende Lebensereignisse ausgelöst.

## 3.3 Lerngesetze

Lerntheoretische Erklärungsansätze (z.B. Reinecker, 2009) gehen davon aus, dass Zwänge durch ein Zusammenwirken von erlernten Angstreaktionen *(klassische Konditionierung)* und einer Verstärkung von Zwangshandlungen aufgrund ihrer Konsequenzen (z.B. kurzfristige Erleichterung, *operante Konditionierung*) entstehen.

Bei der *klassischen Konditionierung* geht man davon aus, dass es infolge einer Erfahrung von intensiver Furcht zu einer Verknüpfung der damit verbundenen Gedanken und Gefühle mit Merkmalen der Situation kommt. Diese ursprünglich neutralen Situationen werden somit zu konditionierten Auslösern für Furcht und das Auftreten von Zwangsgedanken.

**Klassische Konditionierung am Beispiel Kontrollzwang**

1. *Auslöser:* Verwendung des Elektroherdes.
2. *Zwangsgedanke:* „Ich könnte den Herd angelassen haben und es könnte zu einem Brand kommen. Es könnten Menschen zu Schaden kommen, und ich wäre schuld daran."
3. *Konditionierte Reaktion:* Intensive Furcht.

In der Folge steigt die Wahrscheinlichkeit, dass es bei Verwendung des Elektroherdes zu den aufdringlichen Zwangsgedanken und intensiver Furcht kommt.

Bei der *operanten Konditionierung* ist die Konsequenz des Verhaltens entscheidend: Wird ein Verhalten belohnt (hat es also eine positive Konsequenz), dann wird das Verhalten häufiger. Beispielsweise wird Lob oder Zuwendung für ein bestimmtes Verhalten dazu führen, dass dieses Verhalten häufiger wird. Dies wird auch als *positive Verstärkung* bezeichnet. Darüber hinaus kann Verhalten auch dadurch verstärkt werden, dass eine Bestrafung (also eine negative Konsequenz) abgewendet werden kann. Beispielsweise wird solches Verhalten häufiger gezeigt werden, welches geeignet ist, einen Zustand intensiver Furcht zu reduzieren. Dies wird auch als *negative Verstärkung* bezeichnet.

### Operante Konditionierung am Beispiel Kontrollzwang

1. *Auslöser:* Intensive Furcht bei Verwendung des Elektroherdes.
2. *Zwangshandlung:* Intensive Kontrolle des Elektroherdes, zum Beispiel, ob alle Drehschalter auf „Aus“ stehen.
3. *Kurzfristige Konsequenz (positive und negative Verstärkung):* Gefühl der Kontrolle, Reduktion von Angst und Unsicherheit.

Im weiteren Verlauf kann es zu einer Ausweitung der Zwänge kommen und weitere Rituale wie wiederholte Kontrollen oder Mitzählen hinzukommen. Unerwünschte Gefühle bei Verwendung des Elektroherdes müssen dann zunehmend mithilfe von Zwangshandlungen gelindert werden.

Der Einfluss dieser Lerngesetze ist für die verhaltenstherapeutische Behandlung von Zwängen von zentraler Bedeutung. Anhand der Lerngesetze kann erklärt werden, wie Zwänge aufrechterhalten werden und warum sie eine solch starke Tendenz haben, sich unbehandelt weiter auszuweiten und zu chronifizieren. In der kognitiven Verhaltenstherapie der Zwangserkrankung wird Wert darauf gelegt, Betroffenen diese Wirkung von Lerngesetzen anschaulich zu machen. Anhand eines für alle Arten von Zwängen gültigen Prozessmodells (vgl. Kapitel 4.2.3) werden diese für die individuellen Zwänge ausführlich veranschaulicht. Dieses Vorgehen dient der Vorbereitung auf darauffolgende Schritte der Expositionen, in welchen diese

Lerngesetze zur Überwindung der Zwänge genutzt werden. Somit setzt die Verhaltenstherapie von Zwängen primär an Mechanismen an, welche für die Aufrechterhaltung der Zwänge verantwortlich sind.

**Merke**

Bei Zwangsstörungen wird davon ausgegangen, dass für die zunehmende Häufigkeit von Zwangshandlungen vor allem der Mechanismus der negativen Verstärkung verantwortlich ist. Zwangshandlungen dienen demnach der kurzfristigen Reduktion von Furcht oder anderen intensiven unangenehmen Gefühlen wie Ekel, Schuld oder Scham.

## 3.4 Verzerrte Gedanken und Überzeugungen

Menschen mit einer Zwangsstörung zeigen eine Reihe verzerrter Gedanken und Überzeugungen, welche für die Entstehung und Aufrechterhaltung der Zwänge verantwortlich gemacht werden. Folgende spezifische gedankliche Verzerrungen treten bei Betroffenen deutlich gehäuft auf:

### Überschätzung von Gefahr und persönlicher Verantwortung

Menschen mit einer Zwangserkrankung überschätzen typischerweise das Risiko, dass das befürchtete Ereignis auftreten könnte, beispielsweise infolge der Nutzung eines Elektrogerätes, einen Brand auszulösen. Gleichzeitig wird die eigene Verantwortung oft deutlich überschätzt. Grundlage dieser systematischen Fehleinschätzungen bilden häufig prägende Erfahrungen intensiver Bedrohung und angstverstärkendes Verhalten enger Bezugspersonen.

### Perfektionistische Standards und mangelnde Toleranz gegenüber Ungewissheit

Menschen mit einer Zwangsstörung haben häufig eine sehr ausgeprägte und rigide Überzeugung, für jede Handlung und jede Entscheidung die perfekte Lösung finden zu müssen, und dass auch der kleinste Fehler katastrophale Folgen haben wird. Die Folge ist ein oftmals exzessives Bemühen, Fehler zu vermeiden, beispielweise mithilfe erhöhter Anstrengung, durch eine exzessive Kontrolle eigener Handlungen oder Rückversicherungen bei anderen Menschen. Perfektionistische Standards gehen zumeist mit einer mangelnden Toleranz gegenüber Ungewissheit einher. Menschen mit einer Zwangsstörung fällt es in der Regel sehr schwer, zu akzeptieren, dass Alltagssituationen oft mehrdeutig sind und es oft keine perfekte Lösung gibt, dass Fehler zum Leben dazugehören und dass für viele eigene Entscheidungen und Handlungen ungewiss ist, ob sie zum erwünschten Ergebnis führen.

## Magisches Denken

Magisches Denken ist gekennzeichnet durch die irrationale Überzeugung, dass eigene Gedanken, eigene Handlungen oder auch zufällige Ereignisse Einfluss auf zukünftige Ereignisse nehmen könnten, auch wenn diese sicher in keinem ursächlichen Zusammenhang stehen. Gedanken dieser Art dürften den allermeisten Menschen vertraut sein und spiegeln sich in einer Fülle deutscher Sprichwörter (z. B. „Klopf auf Holz" – um ein negatives Schicksal abzuwenden). Magisches Denken tritt als normales Phänomen in der „magischen Phase" der kindlichen Entwicklung des Denkens auf. Die allermeisten Eltern werden sich vermutlich daran erinnern, dass Kinder in dieser Phase an Feen und Zauberer glauben und sich im Spiel in Fantasiewelten bewegen – in denen die natürlichen Gesetze von Ursache und Wirkung keine Gültigkeit haben.

Viele erwachsene Personen, die an Zwängen leiden, scheinen besonders empfänglich für magisches Denken zu sein. Dabei kommt es zu systematischen Fehleinschätzungen wie der Verwechslung von Gedanken und Handlungen: Sie vermuten, dass der Gedanke, einen anderen Menschen absichtlich zu verletzen, dazu führen könnte, einem anderen Menschen tatsächlich zu schaden – obwohl dieser Gedanke Angst macht und man dies auf keinen Fall möchte *(Gedanken-Handlungs-Konfusion)*. Häufiger wird auch befürchtet, durch eigene Gedanken oder Handlungen ein zukünftiges Ereignis auslösen zu können, zum Beispiel, dass der Gedanke an einen schweren Unfall einer nahestehenden Person wahrscheinlicher machen könnte, dass diese Person tatsächlich verunglücken könnte *(Gedanken-Ereignis-Konfusion)*.

### Überzeugungen über die Zwangsrituale (Metakognitionen)

Dem Therapieansatz der *Metakognitiven Therapie von Zwängen*[3] zufolge sind Überzeugungen über eigene Gedanken und Handlungen (sogenannte *Metakognitionen,* d.h. „Gedanken über Gedanken") für die Erklärung von Zwängen und deren Behandlung von zentraler Bedeutung. Eine bei Menschen mit einer Zwangsstörung sehr verbreitete Überzeugung bezieht sich zum Beispiel darauf, dass die Zwangsrituale (z.B. ein Zählzwang) notwendig seien, um reale Gefahr abzuwenden und die eigenen unangenehmen Gedanken und Gefühle kontrollieren zu können. Der kurzfristig erleichternde Effekt eines Zwangsrituals (negative Verstärkung, vgl. Kapitel 3.3) führt demnach zur Bestätigung dieser verzerrten Überzeugung. Hauptansatzpunkt der Behandlung liegt entsprechend darauf, diese für die Aufrechterhaltung von Zwängen verantwortlichen Überzeugung zu überprüfen, beispielweise anhand von Verhaltensexperimenten.

**Merke**

Eine Reihe spezifischer Phänomene irrationalen Denkens werden für die Entstehung und Aufrechterhaltung der Zwänge verantwortlich gemacht. Menschen mit einer Zwangsstörung sollten diese kennen, um diese Denkfehler bei der Bewältigung ihrer Zwänge gezielt überprüfen und korrigieren zu können.

## 3.5 Umgang mit eigenen Gedanken

Neben diesen inhaltlichen Verzerrungen des Denkens zeichnen sich sehr viele Personen, die von Zwängen betroffen sind, durch Auffälligkeiten des Umgangs mit eigenen Gedanken aus. Entsprechend kann die Entwicklung einer natürlichen bzw. distanzierten Haltung gegenüber eigenen Gedanken einen wichtigen Ansatzpunkt der Therapie darstellen.

---

3 Mehr zu diesem Ansatz finden Sie im Ratgeber von Moritz und Hauschildt (2016, vgl. hierzu auch Seite 175 im Anhang).

## Überbewertung eigener Gedanken als bedrohlich

Aufdringliche oder unsinnige Gedanken treten auch bei der Mehrzahl gesunder Menschen auf. Ihre Bedrohlichkeit und vermehrte Aufmerksamkeit erhalten diese Gedanken dadurch, dass sie als bedrohlich bewertet werden. Beispielsweise wird ein aggressiver aufdringlicher Gedanke (z.B. „Ich könnte XY erwürgen!") durch die Fehleinschätzung bedrohlich, dass es gefährlich sein könnte, einen solchen Gedanken zu denken. Oder dass infolge eines solchen Gedankens eine gewalttätige Handlung wahrscheinlicher werden könnte und ein solcher Gedanke darauf hinweisen könnte, dass man ein gewalttätiger Mensch sein könnte. Die damit verbundene Angst und emotionale Anspannung müssen daraufhin durch die Ausführung einer Zwangshandlung neutralisiert werden.

## Übermäßige Kontrolle eigener Gedanken

Menschen mit einer Zwangsstörung versuchen typischerweise, ihre als bedrohlich erlebten aufdringlichen Gedanken zu kontrollieren. Solche Bemühungen, beispielsweise nicht an einen bedrohlichen Gedanken zu denken, sich abzulenken oder ihnen einen erleichternden (neutralisierenden) Gedanken entgegenzusetzen, führen zumeist unweigerlich dazu, dass diese Gedanken immer häufiger auftreten. Eine bewährte Metapher veranschaulicht dieses Phänomen: Stellen Sie sich vor, sie versuchen einen Ball (dieser symbolisiert einen bedrohlichen Gedanken) unter Wasser zu drücken. Je mehr Sie sich bemühen, umso stärker wird der Ball an die Wasseroberfläche drängen.

**Merke**

Für viele erfolgreich behandelte Menschen mit einer Zwangsstörung war rückblickend die Entwicklung einer gesunden, d.h. distanzierteren Haltung gegenüber den eigenen (Zwangs-)Gedanken entscheidend: Glaub nicht alles, was du denkst!

## Pathologischer Zweifel

Viele Menschen mit einer Zwangsstörung leiden unter einem extremen Ausmaß an Zweifel („Die Krankheit des Zweifelns"). Sie haben offensichtlich Schwierigkeiten, ihre Gedanken (z. B. „Ich könnte jemanden erwürgen") von Tatsachen (z. B. dem tatsächlichen Risiko, eine Straftat zu begehen) zu unterschieden. Der *Inferenzbasierten Therapie* (IBT) zufolge bildet diese Verwechslung von realer Welt und Vorstellungswelt ein zentrales Phänomen bei Zwangsstörungen, welches als „Verwirrung beim Schlussfolgern" *(inferential confusion)* bezeichnet wird (z. B. O'Connor, Ecker, Lahoud & Roberts, 2012; Julien, O'Connor & Aardema, 2016). Infolgedessen verlassen sich an einer Zwangsstörung erkrankte Personen offenbar mehr auf ihre Zwangsvorstellungen *(obsessions)* statt auf objektive Fakten – und misstrauen dabei der eigenen Sinneswahrnehmung. Kieran O'Connor, einer der prägenden Wissenschaftler und Therapeuten der inferenzbasierten Therapie, bezeichnete dies anschaulich als *„OCD-Bubbleland"* oder frei übersetzt: „das Seifenblasenland irrationalen Zwangsdenkens". Die inferenzbasierte Therapie zielt entsprechend darauf ab, fehlerhafte Schlussfolgerungen und ihre Bedeutung für die Zwangshandlungen frühzeitig zu erkennen und reale Sinneswahrnehmungen zu nutzen, anstatt verzerrten Zwangsvorstellungen zum Opfer zu fallen.

**Merke**

Raus aus dem „Seifenblasenland irrationalen Zwangsdenkens"!

**Angst vor dem Selbst – oder zu was man selbst werden könnte (fear-of-self)**

Dieselbe kanadische Forschungsgruppe um Kieran O'Connor und Frederick Aardema beschäftigte sich intensiv mit dem Phänomen, dass Menschen mit einer Zwangsstörung, vor allem jene mit aggressiven, sexuellen oder blasphemischen Zwangsgedanken, eine ausgeprägte Unsicherheit in Bezug auf eigene Eigenschaften und Neigungen aufweisen. Betroffene befürchten beispielweise, dass diese Zwangsgedanken Beleg für verborgene negative Eigenschaften der eigenen Person sein könnten, zum Beispiel, ein gewalttätiger, triebhafter oder unmoralischer Mensch sein (oder werden) zu können.

Entsprechend haben Zwangsgedanken charakteristischerweise keinen zufälligen Inhalt, sondern spiegeln persönlich verletzliche Werte und Normen *(vulnerable self-themes)*, zum Beispiel, ein besonders friedfertiger und moralischer Mensch zu sein. Häufig werden aufdringliche Gedanken als Beleg für das Vorliegen dieser als bedrohlich erlebten Eigenschaften bzw. als ein erhöhtes Risiko, diese zukünftig entwickeln zu können, fehlinterpretiert (vgl. Abbildung 3). Zwangshandlungen und Vermeidungsverhalten dienen vor diesem Hintergrund dem Ziel, die Gefahr einer solchen befürchteten Wesensänderung abzuwenden. In einer ihrer Therapiestudien konnten sie beispielsweise zeigen, dass eine Linderung der Bedrohung des Selbst mit dem Behandlungserfolg zusammenhing, vor allem mit der Reduktion der Belastung durch Zwangsgedanken (Aardema, Wong, Audet, Melli & Baraby, 2019).

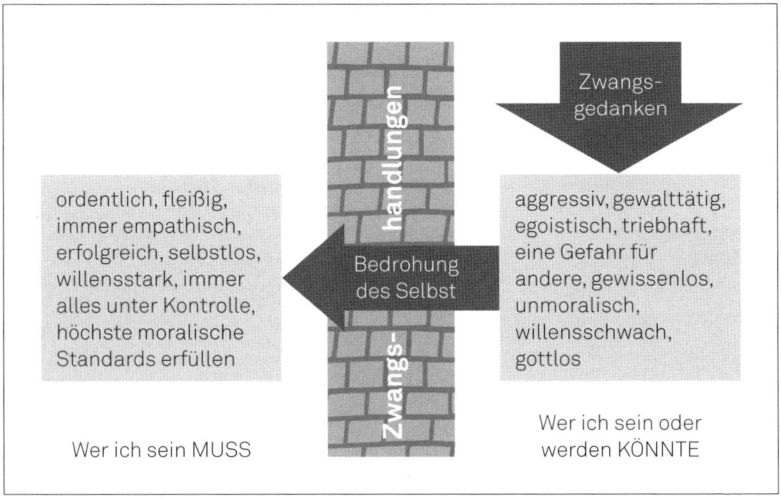


**Abbildung 3:** Bedrohung des Selbst (fear-of-self) bei Zwangsstörungen

## 3.6 Schutzfaktoren

Abschließend sind bei der Erklärung, wann und warum Zwänge auftreten können, auch günstige *Schutzfaktoren* zu berücksichtigen. Hiermit sind förderliche Bedingungen gemeint, welche trotz Vorliegen der zuvor dargestellten Risikofaktoren vor der Entwicklung einer Zwangsstörung schützen können.

## Soziales Netz

Der Mensch ist ein soziales Wesen (Rudeltier). Eine gute Einbindung in soziale Gemeinschaften wie Familie, Freundeskreis, Arbeitskollegium oder auch eine Kirchengemeinde bzw. eine sonstige Religionsgemeinschaft schafft Sicherheit, bietet emotionale Unterstützung und ermutigt bei der Auseinandersetzung mit Anforderungen. Oft ist der Austausch mit anderen Menschen wichtig, um auch mal auf andere Gedanken und Einschätzungen zu kommen. Trennungsangst und ein möglicher Ausschluss aus einer Gemeinschaft, etwa weil man etwas falsch oder etwas Schlimmes gemacht haben könnte, ist eine sehr verbreitete Befürchtung von Menschen mit einer Zwangsstörung.

Chronische Zwänge („die heimliche Erkrankung“) können hingegen in einen Teufelskreis der zunehmenden Ausweitung von Zwängen und sozialer Isolation führen. Daher kann es im Verlauf der Behandlung von Zwängen wichtig werden, engen Bezugspersonen gegenüber offen über die Zwänge zu sprechen, Kontakt zu anderen Menschen, die auch von Zwängen betroffenen sind, aufzunehmen und wieder Zugang zum normalen gesellschaftlichen Leben zu finden.

## Partnerschaft

Eine Reihe wissenschaftlicher Therapiestudien weist darauf hin, dass Menschen mit einer Zwangsstörungen, die in einer festen Partnerschaft leben, etwas bessere Chancen haben, mithilfe von Therapie eine Linderung der Zwänge zu erreichen. Gleichzeitig können Zwänge jedoch eine Partnerschaft auch extrem strapazieren. Oft benötigen auch die Partnerinnen bzw. Partner von Menschen mit einer Zwangsstörungen eine spezifische Unterstützung, vor allem wenn sie sehr stark in die Zwänge einbezogen wurden. Um die Chancen des Fortbestehens der Partnerschaft – und damit gewissermaßen den Erhalt dieses Schutzfaktors – zu erhöhen, kann es daher im Verlauf der Therapie wichtig werden, für neue bzw. alternative gemeinsame Ziele und Aktivitäten zu sorgen – jenseits der oft schon über Jahre dominierenden Beschäftigung mit den Zwängen.

## Alternative Bewältigungsfertigkeiten

Je mehr die von Zwängen betroffene Person über Handlungsalternativen verfügt, um Stress und unerwünschte Gefühle nicht allein mithilfe der Ausführung von Zwangshandlungen bewältigen zu müssen, umso höher die Chancen einer erfolgreichen Linderung der Zwänge. Vor allem bei einem frühen Beginn (*early onset,* d.h. etwa vor dem 13. Lebensjahr) und einer schwergradigen Ausprägung der Zwänge kann eine normale Entwicklung des Sozialverhaltens und des Umgangs mit Emotionen stark durch die Zwänge beeinträchtigt sein. Viele Betroffene müssen diese Fertigkeiten dann regelrecht trainieren, zum Beispiel durch Teilnahme an Trainings sozialer Fertigkeiten oder an Achtsamkeitstrainings.

## Sinnstiftende Tagesstruktur

Zwänge können im Alltag sehr viel Zeit benötigen. Die Erfahrung zeigt: Je mehr Zeit man den Zwängen zugesteht, umso mehr Zeit „nehmen sie sich“. Wie eine skandinavische Studie eindrucksvoll zeigen konnte, gefährden Zwänge eine regelhafte schulische und berufliche Ausbildung und die langfristige Erwerbsfähigkeit (Pérez-Vigil et al., 2017). Auch wenn in Fällen einer schweren Zwangserkrankung eine Frühberentung eine gewisse Entlastung und Existenzsicherung schaffen kann: Für die langfristige Prognose ist es sicher günstig, die Erwerbsfähigkeit möglichst lange zu erhalten und somit nicht zuletzt eine sinnstiftende Tagesstruktur und eine weitgehend normale Teilhabe am gesellschaftlichen Leben sicherzustellen. Im weiteren Verlauf der Therapie ist daher auch an Unterstützung durch Sozialdienste und Beratungsstellen zu denken.

**Merke**

Auf dem Weg heraus aus den Zwängen brauchen viele langjährig von Zwängen Betroffene auch Hilfe bei der (Wieder-)Herstellung von Normalität: von der Sicherstellung ausreichend sozialer Einbindung über das Training normaler Alltagsfertigkeiten bis zur Unterstützung bei der beruflichen Teilhabe, zum Beispiel durch berufliche Fördermaßnahmen.

Der Wegfall von Schutzfaktoren, beispielweise der Verlust an sozialer Einbindung durch Umzug in einen neuen Wohnort, kann zu einer Verschlechterung der Zwangssymptomatik führen. Liegen hingegen ausreichend Schutzfaktoren vor, so können diese trotz einer erhöhten Anfälligkeit für eine Zwangserkrankung dafür verantwortlich sein, dass keine oder nur leichte Zwänge auftreten. Darüber hinaus sind diese Schutzfaktoren, beispielsweise ein tragfähiges soziales Netz, für den Behandlungsfortschritt und die langfristige Prognose von Bedeutung.

**Setzt die spezifische Behandlung von Zwängen ausreichend „an deren Ursachen" an?**

Muss eine wirksame Therapie nicht immer an „der Ursache" der Erkrankung ansetzen? Muss nicht zum Beispiel eine entzündete Wunde erst geöffnet, gereinigt und wieder vernäht werden, um heilen zu können? Im weiteren Verlauf dieses Ratgebers werden Schritte der Zwangsbewältigung veranschaulicht, welche primär daran ansetzen, was die Zwänge aufrechterhält – beispielsweise der Wirkung der Lerngesetze (vgl. Kapitel 3.3) oder irrationalem Denken (vgl. Kapitel 3.4 und 3.5). Häufiger fragen Betroffene daher zurecht: Muss man nicht an „der Wurzel" oder „der Ursache" der Zwänge ansetzen, um Zwänge dauerhaft überwinden zu können? Sind es nicht die kindlichen Entwicklungsbedingungen, frühe Traumatisierungen oder prägende Erfahrungen mit Bezugspersonen, welche für die Entwicklung von Zwängen verantwortlich sind?

Zweifellos hat die kindliche Entwicklung Auswirkungen auf das Denken, Fühlen und Verhalten im Erwachsenenalter. Wer wird dies ernsthaft leugnen wollen? Gleichzeitig machen wir regelmäßig die Erfahrung, dass der Einstieg in eine wirksame Behandlung von Zwängen nicht vorrangig „an deren Ursache" ansetzen muss – sofern diese überhaupt durch eine Behandlung beeinflussbar sind. Zumindest nicht zu Beginn der Therapie. Viele Menschen mit einer Zwangsstörung sind zu Beginn einer Therapie derart auf ihre Symptomatik eingeengt und durch die Zwänge so erheblich in ihrer Alltagsfähigkeit eingeschränkt, dass sie zunächst vorrangig Hilfe im konkreten Umgang mit ihren Zwängen benötigen. Expositionen sind hierfür nachweislich die erfolgreichste Strategie.

Die Klärung und Bearbeitung der Ursachen der Zwänge ist dabei unserer Erfahrung nach selten eine Voraussetzung für eine Linderung der Zwänge. Eher sogar im Gegenteil! Häufig wird es erst durch die

Erleichterung im Umgang mit Zwängen möglich, lerngeschichtliche Ursachen und Funktionen der Zwänge klarer zu sehen und im weiteren Verlauf daran zu arbeiten.

# 4 Wie kann die Zwangsstörung behandelt werden?

Zwangsstörungen erfordern eine spezifische Behandlung, für die sehr konkrete und wissenschaftlich fundierte Empfehlungen vorliegen (vgl. Kasten). Verhaltensbezogene Expositionsübungen haben hierbei eine zentrale Bedeutung. Ergänzend kann eine begleitende medikamentöse Behandlung sinnvoll sein. Darüber hinaus kommen zunehmend auch neuere Ansätze wie die Akzeptanz- und Commitment-Therapie (ACT; vgl. Kapitel 4.4.1) zum Einsatz, welche die Behandlung sinnvoll ergänzen können. Das folgende Kapitel veranschaulicht die zentralen Schritte und Inhalte der Therapie von Zwangsstörungen.

**Empfehlungen der aktuellen Behandlungsleitlinie zur Psychotherapie von Zwängen (gekürzt nach AWMF, 2022)[4]**

- Bei einer Zwangsstörung soll eine *störungsspezifische Kognitive Verhaltenstherapie (KVT) einschließlich Exposition* als Psychotherapie der ersten Wahl angeboten werden. [4-1]
- Die Behandlung von Personen mit Zwangsstörung mit Kognitiver Verhaltenstherapie einschließlich Exposition (KVT) sollte *Strategien zur Rückfallprophylaxe* beinhalten (z. B. Booster-Sitzungen zur Verstärkung und Wiederauffrischung von Therapieinhalten, Selbsthilfegruppe, Übergang in ambulante Psychotherapie nach stationärer Behandlung). [4-2]
- Besteht die Wahl zwischen der (medikamentösen) Behandlung mit Selektiven Serotonin-Wiederaufnahmehemmern (SSRI) oder Clomipramin und der Verhaltenstherapie (VT) mit Exposition, dann sollte die *(K)VT bevorzugt werden.* [4-3]
- *Akzeptanz- und Commitment-Therapie (ACT)* kann für die Therapie von Zwangsstörungen in Erwägung gezogen werden. [4-4]

4 Für eine zusammenfassende Übersicht siehe Voderholzer et al. (2022).

- KVT im *Gruppentherapiesetting* sollte bei der Behandlung von Zwangsstörungen, insbesondere wenn Einzeltherapie nicht verfügbar ist, angeboten werden. [4–5]
- Besteht die Möglichkeit der Durchführung *hochfrequenter Exposition mit Reaktionsmanagement* (Blockexposition an aufeinanderfolgenden Therapietagen; mindestens aber zwei lange Expositionseinheiten pro Woche), sollte diese Anwendung genutzt werden. [4–6]
- KVT mit Expositionen sollte unter der Voraussetzung eines Ansprechens auf dieses Vorgehen *bis zum Erreichen einer klinischen Besserung* (Remission) fortgeführt werden (Y-BOCS-Gesamtwert bei Therapieende ≤ 12 sowie Verbesserung der Lebensqualität). [4–7]
- *Expositionen* im Rahmen einer KVT sollten von Therapeutinnen bzw. Therapeuten *im häuslichen Umfeld oder in zwangsauslösenden Situationen* (außerhalb von Praxis/Klinik) durchgeführt werden, falls die Zwangssymptome im Praxis- bzw. Klinik-Setting nicht realisierbar sind. [4–9]
- Bei begrenztem Behandlungsangebot (z. B. regionalen Versorgungsengpässen) oder zur Überbrückung von Wartezeiten sollten KVT-basierte Therapieformen (inkl. Selbsthilfe) *über das Internet* verfügbar gemacht werden. [4–17]
- *Stationäre Therapie,* die KVT mit Exposition und Reaktionsmanagement im Rahmen multimodaler, für Zwangsstörungen spezialisierter Therapieprogramme anbietet, ist bei Zwangsstörungen wirksam und erzielt hohe Effektstärken. [4–10]
- Die *Einbeziehung von engen Bezugspersonen* bei der Durchführung einer KVT ist zu empfehlen. [4–11]
- Sofern die Durchführung von KVT nicht im direkten persönlichen Kontakt mit der Therapeutin bzw. dem Therapeuten möglich ist (z. B. aus organisatorischen Gründen, wegen großer Distanzen, pandemiebedingt, etc.), kann die *Durchführung der KVT per Videosprechstunde/-behandlung* erwogen werden. [4–19]
- Auch bei einer hauptsächlich im persönlichen Kontakt durchgeführten KVT kann *Exposition per Videosprechstunde/-behandlung oder unter telefonischer Begleitung* erwogen werden, wenn spezielle Expositionen in Therapeutenbegleitung nicht im häuslichen Umfeld möglich sind. [4–20]

*Anmerkung:* Die Zahlen in den eckigen Klammern geben die Nummer der jeweiligen Empfehlung in der Behandlungsleitlinie wieder.

## 4.1 Zugang zu Therapie (Behandlungssettings)

Bei der Suche nach einer geeigneten Therapie sind im Allgemeinen die folgenden Punkte zu berücksichtigen. Zudem sollte man sich bewusst sein, dass bei allen zwangsspezifischen Behandlungsangeboten mit Wartezeiten von mehreren Wochen bis zu mehreren Monaten zu rechnen ist.

*Kostenübernahme.* Im Klassifikationssystem der Weltgesundheitsorganisation (ICD-10; 10. Version der „International Classification of Diseases") wird die Zwangserkrankung in Kapitel F „Psychische und Verhaltensstörungen" unter dem Diagnoseschlüssel „Zwangsstörung (F42)" codiert. Auf dieser Grundlage kann die Kostenübernahme der Behandlung über die Krankenkassen beantragt werden.

*Diagnosestellung und Zugang zu ambulanter Behandlung.* Die Diagnose sollte durch einen approbierten Psychologischen Psychotherapeuten oder einen Facharzt gestellt werden. Daher sollte der erste Weg zu einem *niedergelassenen Psychotherapeuten* oder einem *Facharzt für Psychosomatische Medizin* oder *einem Facharzt für Psychiatrie und Psychotherapie* führen. Oft können auch Hausärztinnen, die örtlichen Psychotherapeutenkammern (PTK) oder auch die Hotline der Deutschen Gesellschaft Zwangserkrankungen e.V. (DGZ) bei der Vermittlung behilflich sein (Kontaktadressen finden Sie im Anhang auf Seite 178). Kontaktadressen von niedergelassenen Psychotherapeutinnen und Psychotherapeuten können auch bei der Kassenärztlichen Bundesvereinigung (KBV) erfragt werden. In vielen Regionen und größeren Städten bieten darüber hinaus *Hochschulambulanzen oder Ambulanzen psychotherapeutischer Ausbildungsinstitute* Spezialsprechstunden an. In jedem Fall sollte die Kostenübernahme durch die Krankenkassen im Vorfeld geklärt werden.

*Stationäre Psychotherapie.* Sollte sich im Verlauf der ambulanten Psychotherapie herausstellen, dass die ambulante Behandlung allein nicht ausreichend ist (vgl. Kasten für stationäre Behandlungsgründe), sollte eine stationäre Therapie erwogen werden. Eine Reihe von *psychotherapeutischen Fachkliniken* und mehrere psychiatrische Fachkliniken bieten spezifische stationäre oder tagesklinische Behandlungsangebote an. Für eine Behandlung in einer psychotherapeutischen Fachklinik ist in der Regel ein Mindestmaß an Selbstständigkeit bei der Körperpflege, die selbstständige Teilnahme an Mahlzeiten (in der Regel in gemeinsamen Speisesälen) und die regelmäßige Teilnahme an Einzel- und Gruppentherapien erforderlich. Einrichtungen der psychosomatischen Rehabilitation (d.h. mit Kostenübernahme über die Rentenversicherungsträger) bieten hingegen in aller Regel keine hinreichend intensiven und auf Zwangserkrankungen spezialisierten Behandlungsprogramme. Die Verfügbarkeit spezifischer Behandlungsangebote für Zwänge (inkl. therapeutischer Begleitung bei Expositionen) sollte im Vorfeld sichergestellt werden.

**Gründe für eine stationäre Behandlung der Zwänge in einer spezialisierten Therapieeinrichtung (nach AWMF, 2022; Empfehlung Nr. 12–1)**

1. Fehlende Verfügbarkeit oder Nicht-Ansprechen auf ambulante Therapie.
2. Schwerwiegende Vernachlässigung oder Verwahrlosung.
3. Schwere des Zwangs- und Vermeidungsverhaltens, sodass ein normaler Tagesablauf und das Wahrnehmen einer ambulanten Therapie nicht möglich sind.
4. Ausgeprägter Leidensdruck und starke Beeinträchtigung der psychischen und sozialen Funktionsfähigkeit.
5. Vorliegen weiterer psychischer oder somatischer Erkrankungen, die eine ambulante Behandlung erheblich erschweren.
6. Sehr ausgeprägte, die Symptomatik aufrechterhaltende Bedingungen im häuslichen Umfeld (z.B. starker Einbezug von Familienmitgliedern in die Zwänge).

*Psychiatrische Krisenintervention.* In schweren Fällen mit extremen Einschränkungen der Alltagsfähigkeit oder akuter Suizidalität kann zunächst die Akutaufnahme in einer *wohnortnahen Versorgungspsychiatrie* erforderlich sein. Im Unterschied zu psychotherapeutischen Fachkliniken sind hier auch kurzfristige Kriseninterventionen mithilfe beschützender Stationen, Akutmedikation und intensiverer psychiatrischer Pflege möglich. Für die psychotherapeutische Weiterbehandlung können Menschen mit einer Zwangsstörung dann in spezifische Programme psychotherapeutischer Fachkliniken vermittelt werden.

Die im Folgenden dargestellten Phasen der Behandlung orientieren sich am Ablauf einer stationären Behandlung von Zwängen. Die Behandlungsdauer umfasst hierbei durchschnittlich etwa neun bis zwölf Wochen und bietet hierdurch eine hochintensive Form der Therapie. In aller Regel ist anschließend die Fortführung der Behandlung im ambulanten Setting erforderlich. Auch eine regelmäßige, üblicherweise einmal wöchentlich stattfindende ambulante Verhaltenstherapie orientiert sich an den folgenden Behandlungsschritten.

**Merke**

Die Suche nach einem geeigneten Behandlungsplatz kann ein längerer Prozess sein und erfordert von Betroffenen einige Eigeninitiative. Es lohnt sich, vorab die Verfügbarkeit einer spezifischen Behandlung für die Zwänge zu erfragen und sich vorab auf deren Anforderungen vorzubereiten (z.B. anhand von Informationsmaterial bzw. Websites der betreffenden Einrichtungen).

## 4.2 Ablauf der Behandlung

Bei der Behandlung von Zwängen können allgemein drei Behandlungsphasen unterschieden werden (vgl. Abbildung 4):

- *Phase 1:* Diagnostik, Vermittlung von Krankheits- und Behandlungswissen sowie Motivation zur Durchführung von weiterführenden Expositionen (Dauer: 1 bis 3 Wochen, abhängig von der bisherigen Therapieerfahrung).
- *Phase 2:* Durchführung von zunächst begleiteter und im weiteren Verlauf selbstständiger Expositionen – „Übungsphase“ (Dauer: 4 bis 6 Wochen, abhängig von der Schwere und Komplexität der Zwangserkrankung und gegebenenfalls vom Vorliegen von Nebendiagnosen).
- *Phase 3:* Transfer in den Alltag und Umgang mit Rückfällen, inklusive Heimexposition und Angehörigengespräch (Dauer: 1 bis 3 Wochen).

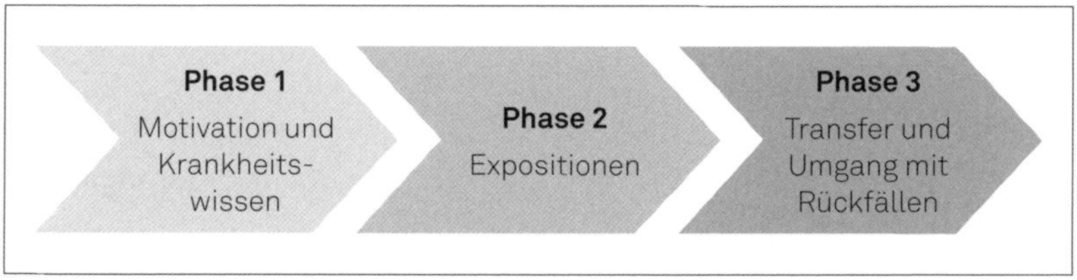


**Abbildung 4:** Die Phasen der Behandlung von Zwängen

Bei vielen Patientinnen und Patienten bestehen Zweifel und Befürchtungen hinsichtlich der Entscheidung für eine gezielte Behandlung ihrer Zwänge. Der nächste Abschnitt geht daher ausführlicher auf mögliche Zweifel und Befürchtungen bei der Entscheidung und Vorbereitung auf eine Expositionsbehandlung der Zwangsstörung ein.

### 4.2.1 Entscheidung für eine Therapie

Für viele Personen mit einer Zwangsstörung ist die Entscheidung, sich in Behandlung zu begeben, ein Prozess von mehreren Monaten bis zu mehreren Jahren. In vielen Studien zeigt sich, dass Betroffene durchschnittlich sechs bis acht Jahre benötigen, um eine spezifische Behandlung der Zwangsstörung aufzusuchen. Zu diesem Zeitpunkt bestehen dann oft bereits schwere Alltagseinschränkungen durch die Zwänge und eine fortgeschrittene Chronifizierung der Symptomatik. Gründe für diesen oft verzögerten Behandlungseinstieg liegen unter anderem darin, dass Zwänge meist schleichend beginnen. Oft muss das Bewusstsein für die Überwertigkeit der Zwangsbefürchtungen und das Ausmaß der Einschränkungen durch zwangsbezogenes Vermeidungsverhalten erst entwickelt werden. Gleichzeitig zeigen die meisten Betroffenen einen schleichenden Verlust von „normalem Verhalten“, d. h., der Zwang wird in den Alltag integriert – nicht selten wird das gesamte familiäre oder partnerschaftliche System um den Zwang herum ausgerichtet.

Ein weiterer Grund für das oftmals deutlich verzögerte Aufsuchen einer spezifischen Behandlung liegt darin, dass die Zwangsgedanken und -handlungen in der Regel als extrem schambesetzt und peinlich erlebt werden. Vielen Betroffenen gelingt es oft erst nach Jahren, sich ihren Bezugspersonen anzuvertrauen. Bei Zwangsstörungen spricht man daher auch manchmal von „der heimlichen Erkrankung“. Darüber hinaus ist die ausgeprägte zeitliche Verzögerung beim Aufsuchen einer Psychotherapie sicherlich auch durch Merkmale des psychotherapeutischen Versorgungssystems geprägt: Viele Betroffene müssen lange auf einen Beratungstermin bei einer Fachärztin oder einer ambulant tätigen Psychotherapeutin warten. Häufig werden Zwänge zunächst auch nicht erkannt oder fehldiagnostiziert (z. B. als Depression oder eine Angsterkrankung). So berichten viele Patientinnen und Patienten mit einer Zwangsstörung rückblickend über jahrelange unspezifische psychotherapeutische Vorbehandlungen, die nur geringe oder gar keine Erfolge gezeigt haben. Viele erleben daher in einer qualifizierten stationären Behandlung erstmalig einen Rückgang ihrer Zwänge. Informationsmaterialen wie der vorliegende Ratgeber und eine spezifische Diagnostik sind von großer Bedeutung, da sie Hinweise über Hilfsmöglichkeiten vermitteln und zu einer fachgerechten Behandlung verhelfen können.

Schließlich ist zu berücksichtigen, dass die Zwänge die Alltagsfähigkeit der Betroffenen zunehmend einschränken können und auch dadurch der Zugang zu einer Behandlung erschwert sein kann. So kann beispielsweise die regelmäßige Teilnahme an einer ambulanten Therapie durch den exzessiven Zeitbedarf für die Durchführung der Zwangshandlungen, durch Probleme mit der Pünktlichkeit (z. B. Zwänge beim Verlassen der Wohnung) oder durch Zwänge beim Autofahren erschwert oder gar verhindert werden: Man könnte also sagen, „der Zwang schützt sich selbst“. Die Aufnahme in eine stationäre Therapie stellt Betroffene oft vor weitere Herausforderungen: Der Tagesablauf einer psychotherapeutischen Fachklinik erfordert Selbstständigkeit bei der Körperpflege, der Pünktlichkeit und bei der Einnahme des Essens in einem Speisesaal, sowie gegebenenfalls auch die Unterbringung in einem Doppelzimmer. All dies sind Anforderungen, mit denen sich Betroffene im Vorfeld eines Klinikaufenthaltes auseinandersetzen müssen.

**Fallbeispiel: Clara (Forts.)**

Clara (vgl. Seite 28) litt bei der Aufnahme auf einer für Zwänge spezialisierten Station seit etwa neun Jahren unter einem Waschzwang. Über die Jahre hatte sich ihre Befürchtung verfestigt, sich oder andere durch eigene Fäkalbakterien kontaminieren zu können. Lange Zeit war es ihr gelungen, die immer umfangreicheren Waschrituale im Anschluss an Toilettengänge zu verheimlichen. Selbst ihrem Partner konnte sie sich erst anvertrauen, als sich daheim der erheblich erhöhte Zeitbedarf für ihre Waschzwänge durch die Versorgung der kleinen Kinder nicht mehr verbergen ließ. In ihrer ersten ambulanten Therapie hatte ihre Therapeutin sehr bald die Möglichkeit einer stationären Verhaltenstherapie angesprochen. Die Patientin hatte dies jedoch abgelehnt, da sie sich aufgrund der Versorgung der Kinder keine mehrwöchige Abwesenheit vorstellen konnte.

Nachdem sich die Versorgung der mittlerweile sieben und neun Jahre alten Kinder etwas entspannt hatte, wurde die Möglichkeit einer stationären Therapie erneut zum Thema. Clara brauchte – trotz Drängen ihres Umfeldes – fast ein halbes Jahr, um sich zur Anmeldung für eine stationäre Therapie zu überwinden. Ihre Hauptsorge betraf mögliche Einschränkungen, ihre Zwangshandlungen in der fremden Umgebung der Klinik und unter den zeitlichen Anforderungen eines täglichen Therapieplans geregelt zu bekommen. Die ersten Tage in der Klinik bedeuteten eine große Überwindung für sie. Anfangs benötigte sie für Toilettengänge sogar länger als daheim, da sie zusätzlich noch das Bad desinfizieren musste. Erst mit den ersten begleiteten Expositionen ab der dritten Behandlungswoche wurde es leichter.

**Nachteile einer unbehandelten Zwangsstörung**

1. Verlust an Lebenszeit und Lebensqualität.
2. Schädigung der körperlichen Gesundheit, zum Beispiel Hautschäden bei Waschzwang oder Folgen von Fehlernährung bei Zwängen, die die Nahrungsaufnahme beeinträchtigen.
3. Mitbelastung von Partnern und Familienangehörigen (inkl. gehäufter Beziehungsabbrüche).
4. Einbußen im Selbstvertrauen.
5. Geringere Chancen, soziale Fertigkeiten und einen gesunden Umgang mit Emotionen zu entwickeln.
6. Bei jüngeren Betroffenen: Verzögerung bzw. Verhinderung von Entwicklungsschritten (z. B. Ablösung vom Elternhaus).
7. Eingeschränkte Alltagsfähigkeit, inklusive eingeschränkter schulischer und beruflicher Weiterentwicklung.
8. Erschwerte Bedingungen bei der Partnersuche und Gründung einer eigenen Familie.
9. Unbehandelte Zwänge fangen häufig klein an und weiten sich nach und nach im Leben der Betroffenen aus. Die Schwere nimmt im Verlauf häufig zu bzw. es werden nicht selten weitere Zwänge entwickelt.
10. Erhöhtes Risiko der Entwicklung weiterer psychischer Probleme, zum Beispiel einer depressiven Symptomatik.

### 4.2.2 Einstieg in die Therapie

Mit dem Einstieg in die Therapie finden in der Regel eine sorgfältige Diagnostik und Krankheitsanamnese statt. Hierbei geht es u.a. um die Klärung folgender Fragen: Seit wann bestehen die Zwänge? Welche Arten von Zwangsgedanken und Zwangshandlungen wurden entwickelt? Wie hoch ist der Zeitbedarf und wie groß sind die Einschränkungen durch zwangsbezogenes Vermeidungsverhalten? Außerdem ist es üblich, eine standardisierte Fragebogendiagnostik, beispielsweise mithilfe der Yale-Brown Obsessive Compulsive Scale (Y-BOCS), durchzuführen (vgl. Kasten).

**Die Yale-Brown Obsessive Compulsive Scale (Y-BOCS)**

Die *Yale-Brown Obsessive Compulsive Scale* in der Selbstrating-Version (Y-BOCS-SR; deutsche Version von Büttner-Westphal & Hand, 1991) ist das national wie auch international am weitesten verbreitete Fragebogeninstrument zur Bestimmung der Schwere einer Zwangserkrankung. Anhand von jeweils fünf Fragen wird eine Einschätzung der Schwere von „Zwangsgedanken“ und der Schwere von „Zwangshandlungen“ erhoben (d.h. Zeitaufwand und Häufigkeit, Beeinträchtigungen im sozialen und beruflichen Bereich, Leidensdruck, Widerstand gegen Zwänge und wahrgenommene Kontrolle über die Symptome). Für die insgesamt zehn Fragen kann ein Gesamtwert bestimmt werden. Die Y-BOCS-SR hat sich auch zur Beurteilung des Therapieverlaufs sehr bewährt. Vor der Anwendung der Y-BOCS-SR ist sicherzustellen, dass bekannt ist, was mit Zwangsgedanken bzw. Zwangshandlungen gemeint ist (vgl. Kapitel 1).

Zusätzlich ist eine Y-BOCS-Symptomliste verfügbar, mit deren Hilfe für ein breites Spektrum von Zwangsgedanken (z.B. aggressive, sexuelle und blasphemische Zwangsgedanken) wie auch Zwangshandlungen (z.B. Waschzwänge, Kontrollzwänge, Wiederholungszwänge, Zählzwänge) eine Einschätzung möglich ist, ob diese „aktuell“ vorliegen oder „früher“ bestanden.

Am Beginn der Behandlung geht es auch darum, ein ausreichendes Krankheitsverständnis sicherzustellen und Behandlungswissen aufzubauen, Fachleute sprechen hier von „Psychoedukation“ (vgl. Kasten). Für einige Patientinnen und Patienten dürfte es zunächst befremdlich sein, dass die Suche nach „der Ursache" der Zwangserkrankung zumindest anfangs einen vergleichsweise geringen Stellenwert einnimmt (vgl. Kasten „Setzt die spezifische Behandlung von Zwängen ausreichend ‚an deren Ursachen' an?" auf Seite 55). Stattdessen gilt es, vor allem diejenigen Ansatzpunkte zu beleuchten, die für die Aufrechterhaltung und (unbehandelt) fortschreitende Ausweitung der Zwänge verantwortlich sind.

**Vermittlung von Behandlungswissen (Psychoedukation)**

1. Das Prozessmodell der Zwänge
2. Vermeidungs- und Sicherheitsverhalten
3. Erstellung einer Zwangshierarchie
4. Das Prinzip von Expositionen
5. Zwangsfördernde Gedanken und Grundüberzeugungen
6. Klärung von Normverhalten
7. Funktionen von Zwängen

### 4.2.3 Phase 1: Vermittlung von Behandlungswissen (Psychoedukation)

Mit der Entwicklung einer Zwangserkrankung sind meist bestimmte Befürchtungen verbunden: Wie gefährlich sind die eigenen Gedanken? Wie hoch ist die Wahrscheinlichkeit einer gefährlichen Erkrankung oder eines ungewollten Schadens für sich und andere? Nicht selten wird auch befürchtet, verrückt zu werden. Die Vermittlung von Informationen über die Erkrankung und das genaue Vorgehen in der Behandlung ist daher von zentraler Bedeutung, um diesen Sorgen Fakten gegenüberzustellen. Bereits hierdurch können in aller Regel viele Fragen beantwortet werden, Sicherheit vermittelt werden und eine für die weitere Behandlung wichtige Distanzierung von Zwangsbefürchtungen geschaffen werden. Oder wie ein beliebtes Sprichwort sagt: „It's not me, it's my OCD" („Das bin nicht ich, sondern mein Zwang"). Auf die wichtigsten Fragen zu Symptomen, Häufigkeit und Behandlungschancen wurde bereits in Kapitel 1 eingegangen.

Die eigentliche Expositionstherapie (Phase 2) muss sorgfältig vorbereitet werden (vgl. Kapitel 4.2.4). Auf der Basis von langjährigen Erfahrungen mit der Behandlung von Zwängen und dem Stand der wissenschaftlichen Therapieforschung darf als gesichert gelten, dass zur nachhaltigen Linderung von Zwängen dieser übende Teil der Behandlung unumgänglich ist. Die alleinige Vermittlung von Wissen kann die reale Erfahrung einer Bewältigung zwangsauslösender Situationen, und damit die erfahrungsbasierte Überprüfung der Zwangsbefürchtungen, nicht ersetzen.

#### 4.2.3.1 Das Prozessmodell der Zwänge

Die Entwicklung des Prozessmodells der Zwänge durch Paul Salkovskis, der als Professor für Klinische Psychologie in Großbritannien seit vielen Jahren Zwangsstörungen erforscht und behandelt, war ein entscheidender Entwicklungsschritt für die Verhaltenstherapie von Zwängen. Das Modell beschreibt den charakteristischen Ablauf eines Zwangs und seiner Aufrechterhaltung, welcher durch die Lerngesetze erklärt werden kann (vgl. Abbildung 5). In einer Therapie sollte anhand dieses Modells für jede bei einer Patientin bzw. einem Patienten vorliegende Form von Zwang ein individuelles Prozessmodell erarbeitet werden:

1. *Auslösendes Ereignis:* Zwänge treten typischerweise in ganz bestimmten, für den Zwang bedeutsamen Situationen auf.
   *Beispiele:* Das Berühren eines verschmutzten oder möglicherweise durch Keime oder Giftstoffe kontaminierten Gegenstandes bei Waschzwängen oder die Nutzung eines elektrischen Gerätes bzw. das Verlassen der eigenen Wohnung bei Kontrollzwängen.
2. *Aufdringliche Zwangsgedanken:* Der für den individuellen Zwang charakteristische Zwangsgedanke wird ausgelöst.
   *Beispiele*: „Ich könnte mich infiziert haben“ (bei Waschzwängen) oder „Ich könnte dafür verantwortlich sein, dass es zu einem Brand kommt und Menschen zu Schaden kommen“ (bei Kontrollzwängen).
   *Aufrechterhaltender Mechanismus:* Klassische Konditionierung, d.h., es wird eine Verknüpfung von auslösender Situation und Zwangsgedanken gelernt, durch welche in diesen Situationen das Auftreten von Zwangsgedanken immer häufiger wird.
3. *Bewertung (des Gedankens als bedrohlich):* Es ist davon auszugehen, dass die meisten Menschen spontan auftretende (Zwangs-)Gedanken kennen (z.B. „Ich könnte jemanden unabsichtlich auf die Bahngleise schubsen.“). Im Regelfall werden diese Gedanken jedoch nicht als bedrohlich erlebt, sodass ihnen keine weitere Aufmerksamkeit geschenkt wird. Werden diese Gedanken als bedrohlich bewertet (z.B. „Die Tatsache, dass ich diesen Gedanken habe, beweist, dass ich für andere

Menschen eine Gefahr darstellen könnte."), dann kommt es zu Angst, und in der Folge zu Versuchen, diese Gedanken zu unterdrücken („Gedanke normal, Bewertung fatal!").
*Beispiele:* Überschätzung der Wahrscheinlichkeit der befürchteten Konsequenzen (z. B. einer Berührung mit Keimen oder des Risikos eines

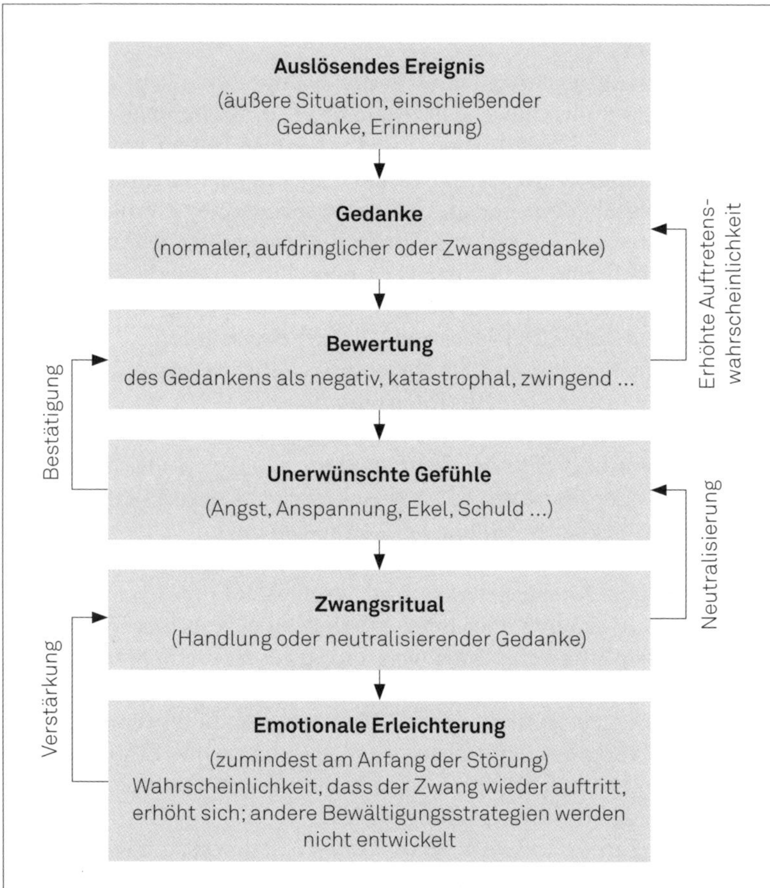


*Anmerkung:* Die einzelnen Kästen des Modells beschreiben die einzelnen Schritte des Ablaufs eines Zwangs in einer konkreten Situation. Die in entgegengesetzter Richtung am Rande aufgeführten Pfeile beschreiben, in welcher Weise die einzelnen Schritte jeweils zu ihrer Verstärkung und langfristigen Aufrechterhaltung des Zwangs beitragen.

**Abbildung 5:** Das Prozessmodell der Zwänge

Brandes), überhöhte Verantwortungsübernahme (z. B. „Wenn jemand zu Schaden kommt, dann wäre ich daran schuld. Das wäre unverzeihlich."), perfektionistische Standards (z. B. „Ich muss 100 % sicher sein, dass nichts passiert.") oder auch Formen „magischen Denkens" (z. B. „Wenn ich daran denke, dass mein Partner einen Unfall haben könnte, dann könnte ich ihn dadurch in Gefahr bringen."). Für weitere Phänomene und Beispiele im Bereich Zwangsgedanken siehe auch Moritz und Hauschildt (2016).
*Aufrechterhaltender Mechanismus:* Durch die erhöhte Bedeutsamkeit und vermehrte Aufmerksamkeit für die aufdringlichen Zwangsgedanken treten diese häufiger auf bzw. haben unerwünschte Gefühle zur Folge.

4. *Unerwünschte Gefühle*[5]*:* Im weiteren Verlauf kommt es zu intensiven unangenehmen Gefühlen und körperlichen Empfindungen.
   *Beispiele:* Angst vor fatalen Konsequenzen, häufig auch Ekel oder Schuldgefühle und damit verbundene intensive körperliche Empfindungen (Anspannung und innere Unruhe, Herzklopfen, Schwitzen, Übelkeit und vieles mehr).
   *Aufrechterhaltender Mechanismus:* Die beteiligten intensiven Gefühle wirken als Bestätigung der Richtigkeit der vorausgegangenen Gedanken und Befürchtungen (emotionale Beweisführung: „Weil sich meine Befürchtungen so real und intensiv anfühlen, müssen sie richtig sein.").
5. *Neutralisierende Zwangshandlungen:* Ritualisiertes Verhalten, d. h. wiederholte willkürliche Handlungen, mit dem Ziel, eine Gefahr abzuwenden oder ein Risiko zu reduzieren. Stattdessen dienen Zwangshandlungen normalerweise dem Ziel, unerwünschte Gefühle zu lindern, in aller Regel ohne Auswirkung auf eine tatsächliche Gefährdung.
   *Beispiel:* Bei Kontrollzwängen werden oft Rituale mit dem Ziel entwickelt, hierdurch zum Beispiel das Risiko eines Brandes zu minimieren (beispielsweise wiederholte Kontrollen der Drehschalter eines Küchenherdes, oder jeden Schalter fünfmal auf „Aus" drehen).

---

5 Auch wenn es im allgemeinen Sprachgebrauch üblich ist, von Gefühlen wie Angst, Wut, Trauer oder Ekel als „negativen Gefühlen" zu sprechen, soll hier bewusst der Begriff „unerwünscht" verwendet werden. Auch wenn sich diese Gefühle höchst unangenehm anfühlen können und wir in aller Regel versucht sind, ihr Auftreten zu verhindern, so haben sie doch eine überlebenswichtige Funktion (z. B. Schutz vor realer Gefahr als zentrale Funktion von realistischer Angst). Der Begriff „negativ" legt nahe, dass hier bereits eine Bewertung stattfindet, welche einen flexiblen und gesunden Umgang mit Gefühlen erschwert.

*Aufrechterhaltender Mechanismus:* Linderung unerwünschter emotionaler Anspannung. Angelehnt an den Vergleich der chemischen Neutralisierung einer Säure mithilfe einer Lauge hat sich hier der Begriff der „Neutralisierung“ etabliert.

6. *Emotionale Erleichterung:* Zwangshandlungen werden in aller Regel so lange durchgeführt, bis eine relative Erleichterung erreicht wird. Im Verlauf der Chronifizierung der Zwänge wird diese Erleichterung jedoch zunehmend schwerer erreicht. Zwänge „nutzen sich ab“, sie „verlieren ihre Wirksamkeit“. Entsprechend muss die Dauer der Zwangshandlungen bzw. die Anzahl der Wiederholungen im Verlauf der Chronifizierung immer weiter gesteigert werden. Zwangshandlungen dienen somit der kurzfristigen Erleichterung – haben jedoch langfristige Nachteile wie eines exzessiven Zeitbedarfs für die Zwangshandlungen und einer zunehmenden Belastung sozialer Beziehungen.
   *Beispiel:* Spürbare Reduktion der Angst vor einer Kontamination mit Keimen infolge von Händewaschen. Diese Erleichterung wird im weiteren Verlauf jedoch nur durch immer längeres Händewaschen, immer komplexere Regeln oder häufigere Waschdurchgänge erreicht.
   *Aufrechterhaltender Mechanismus:* Durch die Abwendung einer befürchteten negativen Konsequenz wird die dafür erforderliche Zwangshandlung häufiger („negativ verstärkt“). Wir alle erinnern uns daran, wie es war, Hausaufgaben zu machen. Das haben wir in der Regel nicht deshalb gemacht, weil uns etwa die monotonen Rechenaufgaben Freude bereitet haben. Das Verhalten „Hausaufgaben machen“ dürfte wohl eher der Abwendung negativer Konsequenzen gedient haben (schlechte Noten, Schimpfen von Lehrkräften und Eltern). Ähnlich ist es mit Zwangshandlungen: Sie bereiten keine Freude, sondern dienen der Abwendung negativer Konsequenzen. Dieses Lerngesetz wird auch als „negative Verstärkung“ bezeichnet[6].

6 Einfühlsame Eltern und erfahrene Pädagoginnen und Pädagogen machen sich natürlich auch das Prinzip der „positiven Verstärkung“ zunutze, zum Beispiel durch den gezielten Einsatz von Belohnungen wie Lob, Wertschätzung oder angenehmen Aktivitäten nach Ausführung der erwünschten Handlung (z. B. „Nach den Hausaufgaben können wir spielen.“), mit dem Ziel, dass dieses Verhalten häufiger wird und sich zunehmend verselbstständigt. Für das Verständnis von Zwangshandlungen ist zentral, dass die Ausführung von Zwangshandlungen keinesfalls angenehm ist. Zwangshandlungen werden von Betroffenen als qualvoll erlebt. Daher wird in aller Regel Widerstand gegen die Zwangshandlungen geleistet (mindestens anfangs, im weiteren Verlauf der Krankheit zunehmend weniger).

Anhand des vorgestellten Prozessmodells sollte deutlich geworden sein, dass Zwänge immer einer inneren Logik folgen, die Sie in Phase 1 der Therapie gemeinsam mit Ihrer Therapeutin oder Ihrem Therapeuten erarbeiten werden. Aus dem Prozessmodell lässt sich auch das Prinzip der Exposition von Zwängen ableiten.

**Merke**

Jeder Zwang dient der kurzfristigen Bewältigung unangenehmer Gedanken und Gefühle – ohne die Situation tatsächlich zu verbessern (z. B., ohne wirklich die Sicherheit zu erhöhen). Der Zwang „braucht" Angst vor unerwünschten Gefühlen. Kann diese Angst vor unerwünschten Gefühlen ohne Ausführung des Zwangsrituals gut ausgehalten werden, dann funktionieren die Expositionen am besten.

**Praktische Übung**

Im Verlauf einer Therapie werden Sie regelmäßig mit dem Prozessmodell der Zwänge arbeiten (vgl. Abbildung 5). Es geht dabei darum, die verschiedenen Arten von Zwängen, unter denen Sie leiden, genauer unter die Lupe zu nehmen und die den Zwang auslösenden Situationen besser einschätzen zu können. Hierzu kann auch das Arbeitsblatt „Mein Zwangsprotokoll" genutzt werden, welches Sie im Anhang des Ratgebers finden (vgl. Seite 187).

Wenn Sie zu Ihren Zwängen regelmäßig ein Zwangsprotokoll ausfüllen, sammeln Sie Wissen zu Ihren Zwängen und können dieses Wissen auch gleich für die Vorbereitung von Expositionsübungen nutzen. So kann beispielsweise aufgrund der Notizen deutlich werden, auf welche individuellen Gedanken, Gefühle und Verhaltensweisen in der Exposition zu achten sind, weil sie zur Aufrechterhaltung der Zwänge beitragen. Außerdem werden die ausgefüllten Zwangsprotokolle zeigen, welche unerwünschten Gedanken und Gefühle durch den Zwang „neutralisiert" werden bzw. welche versteckten Belohnungen (z. B. Erleichterung, Angstreduktion aller Art) beteiligt sind. Mit der Zeit können Sie so beispielsweise lernen, diese Scheinbelohnungen zugunsten von echten positiven, lohnenden Aktivitäten im Alltag aufzugeben. Sofern Sie bereits eine Therapie machen, wäre es gut, wenn Sie Ihre ausgefüllten Zwangsprotokolle regelmäßig mit Ihrer Therapeutin oder Ihrem Therapeuten besprechen.

#### 4.2.3.2 Vermeidungs- und Sicherheitsverhalten

Einem angeborenen Überlebenstrieb folgend neigt der Mensch dazu, bedrohliche oder unangenehme Situationen zu vermeiden oder diese so zu gestalten, dass sie als möglichst wenig bedrohlich oder unangenehm erlebt werden. Entsprechend vermeiden Menschen mit einer Zwangsstörung gezielt jene Situationen, in denen sie erwarten müssen, dass Zwänge auftreten werden. Beispielsweise werden Betroffene, die unter Kontaminationsängsten und Waschzwängen leiden, versuchen, zunehmend Situationen der Kontamination (z.B. Berührung kontaminierter Gegenstände wie Fußboden oder Türklinken) zu vermeiden. Dies kann dazu führen, dass sie sich davor scheuen, öffentliche Toiletten und öffentliche Verkehrsmittel zu nutzen, Menschenansammlungen aufzusuchen (z.B. Kino, Konzert), oder sogar komplett vermeiden, die eigene Wohnung zu verlassen.

**Merke**

Vermeidungsverhalten beschreibt all jenes Verhalten, das dazu dient, das Auftreten belastender Zwangsgedanken und Zwangshandlungen zu verhindern.

Sofern diese Situationen nicht umgangen werden können, zum Beispiel, weil man alleine lebt oder Erledigungen außer Haus nicht an eine andere Person oder ein Familienmitglied delegieren kann, wird der Betroffene bemüht sein, mithilfe von Sicherheitsverhalten die mit den Zwängen verbundene Belastung möglichst gering zu halten. Beim Vorliegen von Kontaminationsängsten und Waschzwängen kann dies zum Beispiel bedeuten, immer Desinfektionsmittel mit sich zu führen, kontaminierte Gegenstände wie Türklinken nur mit dem Ellenbogen oder einzelnen Fingern zu berühren oder das Haus nur mit Einweghandschuhen zu verlassen.

Der folgende Kasten listet Beispiele für weitere Formen von Vermeidungs- und Sicherheitsverhalten auf, die häufig bei Betroffenen vorzufinden sind. In einer Verhaltenstherapie können Therapeutinnen ihren Patienten dabei helfen, das Vermeidungs- und Sicherheitsverhalten beispielsweise in begleiteten Verhaltensbeobachtungen zu erkennen und richtig einzuordnen.

### Beispiele für Vermeidungsverhalten

*Verweigerung/Abbruch*

- Aktive Weigerung (z.B., das Haus zu verlassen).
- Passive Verweigerung (eine Aufgabe wird vergessen, aufgeschoben oder an andere delegiert).
- Abbruch der Handlung (inkl. emotionalisierendes Verhaltens wie Schimpfen oder Weinen).

*Gedankliche Vermeidung*

- Bagatellisierende Gedanken (z.B. „Es ist ja gar nicht so schlimm" oder „Es ist bald vorbei").
- Gedankliche Ablenkung (z.B. stattdessen an etwas anderes bzw. an etwas Schönes denken).

*Motorische Vermeidung*

- Ritualisierte motorische Handlungen, wie z.B. Türklinken nur mit zwei Fingern, statt mit der ganzen Hand anzufassen.
- Unsichtbare „Zwangs- oder Vermeidungsinseln" (z.B. im Zimmer bzw. in der Wohnung einer Person, die unter Zwängen leidet, dürfen bestimmte Stellen oder Objekte nicht berührt werden).

*Gebrauch von Suchtmitteln*

- Zum Beispiel Alkoholkonsum („Mut antrinken") oder Cannabiskonsum („zum Einschlafen" oder „um sich runterzubringen").
- Nicht verordnete Einnahme angstlösender Medikamente (z.B. Benzodiazepine).

*Aufschieben oder Ersetzen des Zwangs*

- Zeitlich aufgeschobene Ausführung der Zwänge (z.B. auf die Abendstunden oder auf einen späteren Zeitpunkt, zu dem die Ausführung der Zwangshandlungen weniger peinlich ist).
- Ausführung eines anderen Zwangs (z.B. einer Kontrollhandlung anstelle eines Waschrituals).
- Umwandlung einer Zwangshandlung in ein gedankliches Ritual (z.B. gedankliches Zählen anstelle der Ausführung eines Kontrollzwangs).

*Abgabe der Verantwortung durch Einbindung anderer Personen*

- Sicherheit durch Begleitperson (z.B. „X wird schon nicht zulassen, dass etwas passiert").

- Gedankliche Abgabe der Verantwortung (z. B. „Meine Eltern werden schon aufpassen, dass niemand einbricht“ oder „Mein Partner wird schon aufpassen, dass es zu keinem Brand kommt“).
- Delegation an „Helfer“ (z. B. an eine Partnerin, die prüfen muss, ob der Herd aus ist, und als letzte das Haus verlassen und abschließen muss).

**Merke**

Sicherheitsverhalten beschreibt all jenes Verhalten, das dazu dient, das Ausmaß von Zwängen und emotionaler Belastung abzumildern, wenn die Auslöser der Zwänge nicht umgangen (vermieden) werden können.

Die mit Vermeidungs- und Sicherheitsverhalten verbundenen Einschränkungen des Alltags können lange Zeit als erträglich empfunden werden oder sehr subtil gestaltet sein. Auch ist bei einer leichteren Ausprägung des Verhaltens gegebenenfalls strittig, wie sehr es akzeptabel, nützlich oder effektiv sein könnte. Bei der Behandlung von Zwängen ist das Erkennen und der Abbau von Vermeidungs- und Sicherheitsverhalten jedoch von entscheidender Bedeutung, da es für die Aufrechterhaltung der Zwänge verantwortlich ist. Zumeist unterschätzen Betroffene das Ausmaß des Leidens durch Vermeidungs- und Sicherheitsverhalten (z. B. den oftmals extrem erhöhten Zeitbedarf). Außerdem geraten Menschen mit einer Zwangsstörung sehr oft in eine unangemessene Abhängigkeit der Unterstützung durch andere Personen. Dies hat zur Folge, dass sie sich selbst zunehmend weniger zutrauen.

Zwänge treten meist erstmals im jugendlichen Alter auf, also in einer Zeit, in der zentrale Entwicklungsschritte wie Selbstständigkeit, Selbstvertrauen im Umgang mit Anforderungssituationen, Selbstbehauptung unter Gleichaltrigen und Ablösung vom Elternhaus zu bewältigen sind. Dies kann in einen fatalen Teufelskreis führen: Werden diese entscheidenden Schritte der psychischen und sozialen Entwicklung nicht bewältigt, dann steigt das Risiko, dass die Zwänge chronifizieren. Vielen Betroffenen fehlt es an alternativen Fertigkeiten im Umgang mit den eigenen Emotionen und zwischenmenschlichen Anforderungssituationen. Aufgrund der Zwänge trainieren sie zu selten den gesunden Umgang mit normalen, alltäglichen Anforderungssituationen. Bei der Bewältigung von Zwängen ist es daher wichtig, auch alternative Fertigkeiten zu trainieren, beispielsweise den Aufbau sozialer Fertigkeiten zu fördern oder den Umgang mit Unsicherheit und den Ungewissheiten des Lebens.

**Praktische Übung**

Welche der im obigen Kasten dargestellten Vermeidungsstrategien sind Ihnen bekannt? Notieren Sie im Arbeitsblatt „Mein Vermeidungs- und Sicherheitsverhalten“ (vgl. Seite 188 im Anhang) die Ihnen vertrauten Strategien und bewerten Sie, in welchem Ausmaß die einzelnen Strategien negative Konsequenzen für Sie haben (von 1 = „sehr geringe Konsequenzen“ bis 10 = „sehr starke Konsequenzen“). Besprechen Sie das Ergebnis mit einer Ihnen vertrauten Person, Ihrer Therapeutin bzw. Ihrem Therapeuten oder einer Person, die ebenfalls unter Zwängen leidet.

**Merke**

Alle angstauslösenden Situationen sind in gewissem Maße mit Vermeidungs- und Sicherheitsverhalten verbunden. Vermeidung ist angstbedingt und daher verständlich – der Abbau von Vermeidungsverhalten zur Bewältigung der Zwänge jedoch letztlich unerlässlich. Der Zwang schützt sich selbst – solange man ihn lässt!

#### 4.2.3.3 Erstellung einer Zwangshierarchie

Zwänge betreffen in aller Regel eine Fülle von Auslösesituationen, die für Betroffene unterschiedlich schwierig sein können. Beispielsweise ist bei Waschzwängen in der Regel die Berührung einer Türklinke in den eigenen vier Wänden einfacher als die Benutzung derselben in öffentlichen Gebäuden. Jeder Zwang wir dabei eigenen Regeln folgen, welche mithilfe einer Zwangshierarchie identifiziert werden können (z. B. Ausmaß der Verschmutzung, Ausmaß des imaginierten Schadens, Vorhandensein von Sicherheit in Abhängigkeit von der Verfügbarkeit von Begleitpersonen).

Die zentrale Frage bei der Erstellung einer Zwangshierarchie lautet also: „In welchen Situationen tritt Ihr Zwang auf, und wie viel Angst (Anspannung, Ekel, innere Unruhe, Unsicherheit etc.) würde ausgelöst werden, wenn Sie mit dieser Situation konfrontiert werden würden?“. Hiervon ausgehend kann dann eine Liste erstellt werden, sortiert nach dem Ausmaß der Schwierigkeit von 0 = „gar keine Schwierigkeit“ bis 100 = „größte vorstellbare Anspannung“. Abbildung 6 zeigt eine Zwangshierarchie, die eine Person, die unter einem Putzzwang leidet, erstellt hat.

Die Erstellung einer solchen Zwangshierarchie ist aus mehreren Gründen sinnvoll: Zum einen gewinnt man hierdurch einen recht guten Überblick darüber, welche Situationen für die Zwänge relevant sind bzw. in welchen Situationen Zwänge auftreten. Zum anderen orientieren sich die Expositionsübungen, die in Phase 2 der Therapie (vgl. hierzu Kapitel 4.2.4) durchgeführt werden, üblicherweise an dieser Hierarchie. Unter Expertinnen und Experten hat sich die Auffassung durchgesetzt, dass die Exposition der Zwänge entlang einer solchen Hierarchie erfolgen sollten *(graduierte Exposition)*. Üblich ist es, bei einer Schwierigkeit von etwa 40 mit therapeutenbegleiteten Expositionen zu beginnen. Ziel ist es, nach und nach auch möglichst alle weiteren Situationen mit einem höheren Schwierigkeitsgrad (bis 100) zu üben.

Im weiteren Verlauf der Therapie sollten bedeutsam höhere Schwierigkeitsstufen erneut in therapeutischer Begleitung exponiert werden. Um das Erreichte zu festigen, wird von den Patientinnen und Patienten im Regelfall auch die selbstständige Wiederholung und Variation der Expositionen erwartet. Das schrittweise Vorgehen bei der Exposition ermöglicht es, dass Personen mit einer Zwangsstörung, die oft eine sehr ausgeprägte emotionale Belastung aufweisen, sich besser auf die Expositionen einlassen können.

**Merke**

Die Exposition der Zwänge erfolgt üblicherweise schrittweise (graduiert) entlang einer Zwangshierarchie.

### Meine Zwangshierarchie

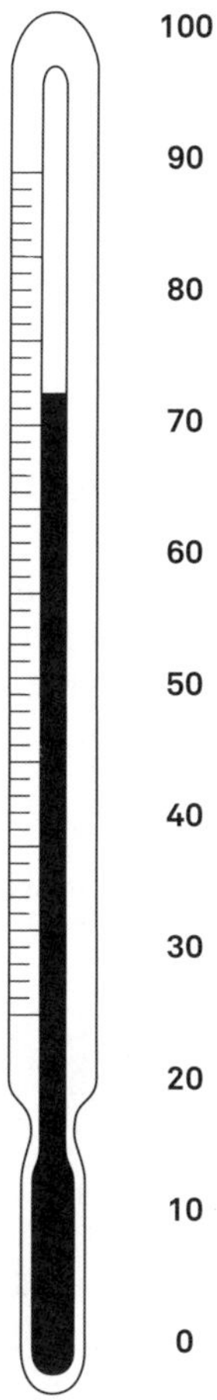


- Schuhsohlen berühren; jemand betritt die Wohnung mit Straßenschuhen
- Überraschender Besuch
- Essen oder Kaffeetrinken im Wohnzimmer
- Orangen essen (Spritzer)
- Kochen mit Fett und ans Telefon gehen
- Tochter zieht Hausschuhe mit Socken an, die draußen getragen wurden
- Salat essen (Öl); Gast bringt Blumen mit
- Getränke und Einkäufe in die Küche tragen
- Blumen gießen, Tintenpatronen wechseln

**Abbildung 6:** Die Zwangshierarchie (Beispiel Putzzwang)

In Studien zeigt sich, dass bei einem schrittweisen Vorgehen bei den Expositionen, also einer schrittweisen Steigerung der Schwierigkeit, die Behandlung seltener abgebrochen wird. In bestimmten Fällen ist ein solches gestuftes Vorgehen sogar ausdrücklich angezeigt (anstatt direkt auf höchstem Schwierigkeitsgrad einzusteigen, dem sogenannten „Flooding"), beispielsweise bei Jugendlichen, bei schwergradigen Zwängen und wenn neben der Zwangsstörung selbstgefährdendes Verhalten oder eine eingeschränkte Einsicht in die Überwertigkeit der Befürchtungen zu berücksichtigen sind.

In der praktischen Anwendung zeigt sich auch, dass eine solche Zwangshierarchie nicht statisch ist, sondern mit dem Fortschreiten in der Therapie fortlaufend angepasst werden muss. Dabei hat ein gestuftes Vorgehen den Vorteil, dass Lernerfahrungen oft überhaupt erst möglich und gefestigt werden: So weiß man, dass Menschen bei einem mittleren Angstniveau besser als bei zu hoher Angst bzw. zu niedriger Aktivierung lernen.

Bei der Erstellung einer Zwangshierarchie berichten Betroffene häufig auch, dass sie spontan „alle Situationen bei 100" einordnen würden. Hier gilt es dann, die einzelnen Situationen nochmals genauer zu betrachten und für den Einstieg in die Expositionsübungen zu differenzieren. Sollte eine Unterscheidung der Situationen in unterschiedliche Schwierigkeitsgrade nicht möglich sein, wäre das weitere Vorgehen dasselbe – die Übungen müssen dann nur entsprechend direkt bei einem höheren Schwierigkeitsgrad starten.

**Wenn das ganze Leben zum Zwang wird: Exposition nach Tageszeit statt Erstellung einer Zwangshierarchie**

Es gibt Menschen, deren gesamtes Leben aus Zwängen besteht, die vielleicht in einem Bereich von 30 bis 60 % Intensität liegen. Eine Hierarchie einzelner Zwänge zu erstellen, erscheint hier oft nicht sinnvoll. Eine mögliche Lösung kann darin bestehen, auf eine Exposition nach Tageszeit auszuweichen: Da bei den Betroffenen schon das Aufstehen mit Zwängen behaftet sein kann, wäre die erste Wachstunde ein sinnvoller Beginn der Exposition, zum Beispiel, gleich aus dem Bett ins Bad zu gehen, was natürlich sehr nützlich ist.

Als Nächstes könnte man das Bettgeh-Ritual von Zwängen entlasten, dann vielleicht die Mahlzeiten und das Essverhalten. So entwickelt man eine Hierarchie der Nützlichkeit im Alltag, die sich nicht unbedingt an der Angstintensität orientiert. Als Alternative zu einer Angsthierarchie kann auf dieser Basis eine Liste geführt werden, in der jede Tageszeit und die zugehörige Exposition notiert wird. Um einen Rückfall in die Zwänge zu verhindern, ist darauf zu achten, das erreichte normale Verhalten aufrechtzuerhalten (vgl. Stichtagsregel auf Seite 105).

**Praktische Übung**

Erstellen Sie in schriftlicher Form Ihre eigene Zwangshierarchie, indem Sie unterschiedlich schwierige Auslösesituationen sammeln und nach ihrem Schwierigkeitsgrad von 0 bis 100 sortieren (vgl. Arbeitsblatt „Meine Zwangshierarchie" im Anhang auf Seite 189).

### 4.2.3.4 Das Prinzip von Expositionen

Exposition der Zwänge mit Reaktionsmanagement – so der technisch korrekte Begriff – bildet das zentrale Prinzip der Behandlung von Zwängen. Das Wort Exposition stammt dabei aus dem Lateinischen und bedeutet „sich aussetzen" (exponere). Dabei gilt es, die auslösenden Situationen von Zwangsgedanken und Zwangshandlungen gezielt aufzusuchen und die dabei auftretenden unangenehmen Gedanken und Gefühle *ohne* die neutralisierenden Zwangshandlungen zu bewältigen (was auch als „Reaktionsverhinderung" oder „Reaktionsmanagement" bezeichnet wird).

Typischerweise kommt es bei der Konfrontation mit auslösenden Situationen zu einem Anstieg der emotionalen Anspannung. Mit Ausführung der neutralisierenden Zwangshandlung, zum Beispiel ritualisierten Wasch- oder Kontrollhandlungen, sinkt diese Anspannung kurzfristig ab (vgl. Abbildung 7). Die Zwangshandlung erweist sich hierdurch als anfangs wirksame Strategie zur kurzfristigen Reduktion emotionaler Anspannung (negative Verstärkung). Im Verlauf der Krankheitsentwicklung treten die Zwänge und die damit verbundene Anspannung immer häufiger auf – die neutralisierenden Zwangshandlungen müssen entsprechend immer häufiger ausgeführt werden. Warum ist dies so? Warum wird durch die Ausführung einer Zwangshandlung keine dauerhafte Erleichterung erreicht?

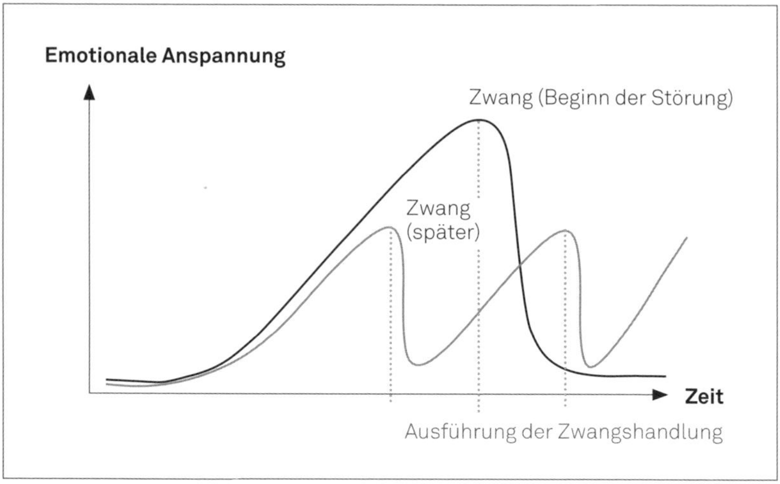


**Abbildung 7:** Spannungsverlaufskurve bei Ausführung von Zwangshandlungen

Die mithilfe von Zwangshandlungen erreichte Reduktion von Angst und Anspannung ist nicht von Dauer, da sie sich emotional abnutzt. Zwangshandlungen sind Scheinlösungen! Exzessive Zwangshandlungen (z. B. Kontrollzwänge oder Waschzwänge) bewältigen keinen Partnerschaftskonflikt, sie lindern keine Angst vor Verantwortung und lösen keine Existenzängste. Stattdessen wird im Rahmen der Zwangsstörung versucht, das Zwangsritual zu intensivieren und zu verlängern, um weiterhin den gewünschten Effekt zu erzielen.

Ein solches Verhalten ist mit dem Suchtverhalten einer Alkoholabhängigkeit vergleichbar: Es muss immer mehr konsumiert werden, um denselben Effekt zu erreichen. In der Suchtbehandlung wird dies als „Toleranzeffekt" bezeichnet. Als Konsequenz muss es im Verlauf weiterführender Psychotherapie darum gehen, bestehende reale Probleme (z. B. Partnerschaftskonflikte, Ablösung vom Elternhaus, Bewältigung von Entwicklungsaufgaben) zu bearbeiten, deren Lösung zuvor durch die Zwänge verhindert wurde.

**Merke**

Der Zwang hält nie, was er verspricht.

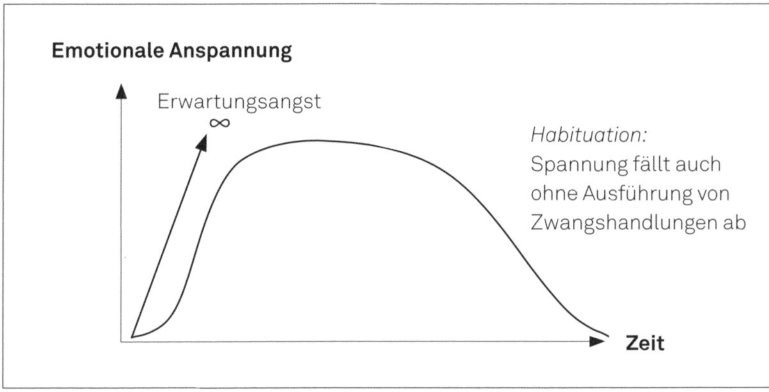


**Abbildung 8:** Spannungsverlaufskurve im Verlauf der Exposition

Gelingt es mithilfe von Expositionsübungen, sich den auslösenden Situationen auszusetzen, ohne die Anspannung mithilfe neutralisierender Zwangshandlungen zu reduzieren (vgl. Abbildung 8), dann wird hiermit die Erfahrung möglich, dass auch *ohne* Ausführung der Zwangshandlungen eine Reduktion der Anspannung möglich ist. Ein solcher Gewöhnungseffekt wird in der Lerntheorie auch als *Habituation* bezeichnet. Wie die weitere Forschung zur Expositionstherapie von Zwängen zeigen konnte, spielt dabei noch ein weiterer, für die Therapie oft noch entscheidenderer Mechanismus eine Rolle: Die Überprüfung verzerrter Erwartungen. Durch die Erfahrung der Bewältigung einer Auslösesituation ganz ohne Zwangshandlungen wird es Betroffenen möglich, verzerrte Erwartungen zu überprüfen.

Diese typischerweise bei Zwängen verzerrten Erwartungen beziehen sich beispielsweise darauf, dass Betroffene oft extreme Erwartungsangst vor dem Auftreten der Zwänge entwickeln. Viele Betroffene sind der festen Überzeugung, dass ihre emotionale Anspannung ausschließlich durch die Ausführung der Zwangshandlungen reduziert werden kann und die Zwangshandlungen die einzige Möglichkeit sind, die befürchteten katastrophalen Konsequenzen abzuwenden.

Viele Betroffene fürchten auch, dass ohne Ausführung ihrer Zwangshandlungen die Anspannung ins Unendliche ansteigen könnten und ihr Verstand dauerhaft Schaden nehmen könnte (d.h. „verrückt“ zu werden oder eine Schizophrenie zu entwickeln)[7]. Daher setzt sich in der Forschung zunehmend die Annahme durch, dass Expositionen vor allem der Überprüfung dieser verzerrten Erwartungshaltungen dienen (siehe hierzu auch neuere Ideen des inhibitorischen Lernens bzw. des „Hemmungslernens" im Kasten „Empfehlungen zur Durchführung von Expositionen auf Basis neuerer Erkenntnisse der Lernforschung" auf Seite 109).

**Merke**

Was auch immer Sie befürchten: Die Angst wird nicht ins Unendliche steigen und Sie werden nicht verrückt! Prüfen Sie stattdessen, was wirklich passiert, wenn Sie sich den bislang vermiedenen Situationen stellen und dabei auf die Durchführung von Zwangshandlungen verzichten!

#### 4.2.3.5 Zwangsfördernde Gedanken und Grundüberzeugungen

Typischerweise sind Zwangsstörungen mit verzerrten Gedanken und Grundüberzeugungen verbunden. Eine wertvolle Ergänzung der Therapie kann darin bestehen, diese gedanklichen Fehler und Verzerrungen zu erkennen und zu korrigieren. Im folgenden Kasten werden die wichtigsten Beispiele für zwangsfördernde Grundüberzeugungen beschrieben.

**Häufige zwangsfördernde Gedanken und Grundüberzeugungen (nach Ertle et al., 2008)**

1. *Überschätzung der eigenen Verantwortung.* Betroffene haben die übertriebene Überzeugung, dass es entscheidend von der eigenen Person abhänge, ob negative Ereignisse eintreten oder verhindert werden können.
2. *Überschätzung der Bedrohung.* Betroffene überschätzen die Wahrscheinlichkeit bzw. das Ausmaß des möglichen Schadens der befürchteten Ereignisse (z.B., durch die Berührung eines kontaminierten Gegenstandes ernsthaft erkranken zu können).

7 Mittlerweile ist wissenschaftlich sehr gut belegt, dass Personen mit einer Zwangsstörung kein erhöhtes Risiko haben, im weiteren Verlauf eine Psychose (eine Schizophrenie) zu entwickeln. Auch nicht infolge einer Expositionsbehandlung!

3. *Überschätzung der Bedeutung von Gedanken.* Betroffene haben die fehlerhafte Überzeugung, dass das Auftreten eines Gedankens (z.B., einem anderen Menschen schaden zu können) besonders bedeutsam sei und eine reale Handlung oder ein tatsächliches Ereignis verursachen könnte. Häufiger wird auch befürchtet, dass diese Gedanken Beleg für einen eigenen Wunsch bzw. einen abgelehnten oder bedrohlichen Teil der eigenen Persönlichkeit sein könnte (z.B., ein gewalttätiger Mensch zu sein).
4. *Übermäßige Kontrolle von Gedanken.* Betroffene haben die verzerrte Überzeugung, dass Gedanken zu 100% kontrolliert werden können bzw. müssen, um einen katastrophalen Schaden abzuwenden (z.B., nicht daran denken zu dürfen, dass ein geliebter Mensch einen Unfall haben könnte).
5. *Exzessiver Perfektionismus.* Betroffene haben die perfektionistische Überzeugung, dass es für jedes Problem eine perfekte Lösung gebe und dass es möglich und notwendig sei, Dinge perfekt zu machen, und dass auch kleinste Fehler ernsthafte Folgen haben.
6. *Mangelnde Toleranz gegenüber Ungewissheit.* Betroffene haben die starre Überzeugung, absolute Sicherheit zu benötigen, da sie mit unvorhergesehenen Ereignissen nur schwer umgehen und in mehrdeutigen Situationen nicht angemessen reagieren könnten.

**Praktische Übung**

Zur Bearbeitung der im obigen Kasten vorgestellten zwangsfördernden Gedanken und Grundüberzeugungen bieten sich folgende drei Schritte an:

A. *Eigene Überzeugungen erkunden und überprüfen.* Folgende Leitfragen können hilfreich sein, um eigene zwangsfördernde Grundüberzeugungen zu erkennen, sie auf ein erträgliches Ausmaß zu relativieren oder gegebenenfalls zu korrigieren. Beantworten Sie für alle oben darstellten Überzeugungen die folgenden Leitfragen und machen Sie sich dazu schriftliche Notizen: In welchem Ausmaß stimmen Sie diesen Überzeugungen zu (von 1 = „sehr starke Ablehnung" bis 7 = „sehr starke Zustimmung")? Welche persönlichen Erfahrungen sprechen für die Richtigkeit dieser Überzeugungen? Welche Erfahrungen sprechen dagegen? Sind diese Überzeugungen für den Umgang mit aktuellen Anforderungen hilfreich? Welche Annahmen wären stattdessen hilfreich? Was denken andere bzw. gesunde Menschen darüber? Warum gilt das nicht auch für Sie selbst?

B. *Bearbeitung der Überzeugung im Rahmen einer Psychotherapie.* Wenn Sie sich bereits in einer Psychotherapie befinden, bearbeiten Sie Ihre Ergebnisse im Anschluss am besten im Rahmen dieser Psychotherapie und bitten Sie Ihre Therapeutin oder Ihren Therapeuten um Rückmeldung. Alternativ können Sie auch andere Personen[8] fragen, wie diese die Überzeugungen einschätzen.
C. *Verhaltensexperimente.* Überlegen Sie sich gemeinsam mit Ihrer Therapeutin oder Ihrem Therapeuten bzw. mit einer vertrauten Person kleine Experimente, wie Sie die Richtigkeit von jenen Überzeugungen überprüfen können, denen Sie spontan am stärksten zustimmen würden.

Darüber hinaus können Sie auch mithilfe der im Folgenden dargestellten Übungen versuchen, zwangsfördernde Gedanken und Grundüberzeugungen zu bearbeiten.

**Praktische Übungen**

1. *Überschätzung der eigenen Verantwortung.* Überlegen Sie sich für ein persönlich bedeutsames, negatives Ereignis ein kleines Sorgenszenario. Führen Sie unter Freundinnen und Freunden sowie Bekannten eine kleine Umfrage durch, welche Personen oder Umstände diese für das Eintreten des befürchteten Ereignisses verantwortlich machen würden.
2. *Überschätzung der Bedrohung.* Wählen Sie ein Ereignis, das Ihnen besondere Sorgen bereitet. Überlegen Sie sehr genau, welche widrigen Umstände zusammentreffen müssten, damit die befürchtete Katastrophe eintritt. Schätzen Sie die Wahrscheinlichkeit der einzelnen Ereignisse ein und berechnen Sie die Gesamtwahrscheinlichkeit.

---

8 *Hinweis:* Falls Sie keinen Zugang zu einer Psychotherapie haben, läge es sicher nahe, enge Bezugspersonen zu befragen. Die Erfahrung zeigt jedoch, dass dies zu unguten Missverständnissen führen und bereits angespannte familiäre/partnerschaftliche Beziehungen eher belasten kann. Zwangsgedanken und zwangsbezogene Überzeugungen sind für viele gesunde Menschen oft tatsächlich nur schwer nachvollziehbar. Stattdessen kann hierfür der Austausch mit gleichermaßen von Zwängen betroffenen Personen außerordentlich hilfreich sein.

Vielleicht befürchten Sie, dass es durch Benutzung eines Elektrogerätes zu einem Brand kommen könnte. Hierzu müssen folgende widrigen Umstände zusammentreffen: (1) Das Gerät überhitzt, (2) es kommt zum Brand, (3) Sie selbst bemerken nicht, dass es brennt, (4) auch keine andere Person bekommt mit, dass es brennt, (5) der Brand kann nicht gelöscht werden, (6) Menschen kommen zu Schaden. Es erfordert also sechs voneinander unabhängige Ereignisse, damit die befürchtete Katastrophe eintritt. Nehmen wir der Einfachheit halber an, jedes der befürchteten Ereignisse trete in einer von zehn Situationen ein ($=\frac{1}{10}$). Berechnen Sie die Gesamtwahrscheinlichkeit ($=\frac{1}{10\times10\times10\times10\times10\times10}=\frac{1}{1.000.000}$). Im vorliegenden Beispiel käme es also in einem von 1.000.000 Fällen (1 : 1.000.000) zur Katastrophe. Wie hoch wäre Ihre „gefühlte Wahrscheinlichkeit“ ausgefallen?

3. *Überschätzung der Bedeutung von Gedanken.* Nehmen wir an, Sie hätten den Gedanken, dass Sie einen anderen Menschen schlagen könnten (d.h. einen aggressiven Zwangsgedanken). Begeben Sie sich in eine Menschenmenge und denken Sie bewusst: „Ich könnte die nächste mir begegnende Person schlagen.“ Stellen Sie sich bildlich vor, wie sie diese Person schlagen. Sprechen Sie den Gedanken laut aus und zeichnen dies mit der Diktierfunktion Ihres Smartphones auf – dann können Sie es sich in Gegenwart anderer Menschen per Kopfhörer direkt anhören. Achten Sie darauf, mögliches Sicherheitsverhalten auszuschließen (z.B., Ihre Hände nicht in den Hosentaschen zu halten). Prüfen und erfahren Sie den Unterschied zwischen dem Gedanken an eine Handlung bzw. an ein Ereignis und der tatsächlichen Ausführung der Handlung. Gegenprobe: Spielen Sie das Ganze mit einem hocherfreulichen Ereignis durch: z.B. einen Bankautomaten mithilfe Ihrer Gedanken dazu zu bringen, dass er Geld ausgibt.
4. *Übermäßige Kontrolle von Gedanken.* Für die folgenden Experimente brauchen Sie eine Stoppuhr, einen Stift, ein Blatt Papier und etwas Zeit. Ihre erste Aufgabe ist es, drei Minuten *nicht* an einen rosa Elefanten zu denken. Sie dürfen an alles andere denken, aber auf gar keinen Fall an einen rosa Elefanten! Jedes Mal, wenn der rosa Elefant dennoch in Ihren Gedanken auftaucht, dann machen Sie einen Strich auf dem Papier.
   Die zweite Aufgabe besteht darin, drei Minuten *ausschließlich* an einen rosa Elefanten zu denken. Alle anderen Gedanken sind tabu und dürfen nicht gedacht werden! Sollten dennoch andere Gedanken auftauchen, dann machen Sie für jeden Gedanken einen Strich.

Wie viele Striche haben Sie jeweils gemacht? Oder anders gefragt: Wie viel Kontrolle haben Sie wirklich über Ihre Gedanken?
Für die dritte und letzte Aufgabe dürfen Sie sich drei Minuten zurücklehnen, entspannen und einfach mal nichts tun. Falls ein Gedanke auftaucht, dann ist das vollkommen in Ordnung und Sie können wieder einen Strich machen. Falls kein Gedanken auftaucht, dann dürfen Sie einfach die Ruhe genießen. Wie viele Striche sind es diesmal geworden und was empfinden Sie als angenehmer? Wenn Sie sich anstrengen und versuchen, Ihre Gedanken zu kontrollieren, oder wenn Sie Ihren Gedanken freien Lauf lassen und sich nicht weiter um sie kümmern?
5. *Exzessiver Perfektionismus.* Wählen Sie eine Situation, bei der Sie üblicherweise sehr darauf achten würden, dass Ihnen kein Fehler passiert (z.B., keinen Rechtschreibfehler in einer E-Mail zu machen). Bauen Sie bei nächster Gelegenheit einen kleinen solchen Fehler bewusst ein, und prüfen Sie die Folgen. Variieren Sie den Schwierigkeitsgrad (z.B. die Sichtbarkeit des Fehlers, die Wichtigkeit der E-Mail etc.). Machen Sie andere auf Ihren Fehler aufmerksam. Fragen Sie nach, ob die anderen Ihren Fehler bemerkt haben.
6. *Mangelnde Toleranz gegenüber Ungewissheit.* Falls Sie der Überzeugung sind, dass Sie mit unvorhergesehenen Ereignissen nur schwer umgehen können, dann werden Sie vermutlich schon länger versucht haben, entsprechende Situationen zu umgehen. Das ergibt natürlich einerseits Sinn, denn wir alle versuchen, uns so einzurichten, dass wir uns wohlfühlen. Andererseits führt dies jedoch tragischerweise dazu, dass Ihre Überzeugung, mit Ungewissheit nicht gut umgehen zu können, dadurch eher noch weiter bestätigt wird – im Sinne einer sich selbst erfüllenden Prophezeiung.
Umgekehrt können positive Erfahrungen, eine ungewisse Situation gut gemeistert zu haben, dazu führen, diese Überzeugung zu entschärfen. Dazu müssten Sie jedoch mehr Erfahrungen mit unvorhergesehenen Situationen machen! Sicher gibt es einige Möglichkeiten, unvorhergesehene Situationen gezielt zu suchen: Sie könnten beispielsweise einen spontanen Ausflug machen – an einen Ort, wo Sie nicht genau wissen, was Sie erwartet. Oder Sie könnten etwas mit Freunden oder Verwandten unternehmen und – möglicherweise entgegen Ihrer Gewohnheit – nicht genau planen, recherchieren bzw. einpacken und sich überraschen lassen, was Sie dort erwartet. Auch könnten Sie sich regelmäßig kleine Aufgaben geben, zum Beispiel, jede Woche mehrere Stunden lang etwas kurzfristig und ohne Vorüberlegungen zu unternehmen (oder zu würfeln, eine Flasche zu

drehen, oder nach dem Anfangsbuchstaben auszuwählen) – der Kreativität sind praktisch keine Grenzen gesetzt! Toleranz für Ungewissheit ist trainierbar!

**Fallbeispiel: Wolfgang (Forts.) – Förderung der Toleranz gegenüber Ungewissheit**

Wolfgang (vgl. Seite 27) kann Ungewissheit kaum ertragen. Weil er sich nach dem Verlassen des Hauses nie vollständig sicher ist, ob er die Tür wirklich abgesperrt hat, muss er immer wieder zurückgehen und so lange kontrollieren, bis die Ungewissheit auf ein erträgliches Maß gesunken ist. Die fehlende Toleranz gegenüber Ungewissheit erstreckt sich auch auf andere Lebensbereiche, sodass Wolfgang sehr starre Routinen entwickelt hat. Er geht immer um Punkt 12:00 Uhr Mittagessen und sein Verdauungsspaziergang folgt immer der gleichen Route. Um flexibler zu werden und seine Toleranz gegenüber Ungewissheit zu erhöhen, entwickelt Wolfgang gemeinsam mit seinem Therapeuten folgende Übungen:

- Er verwendet eine App, welche eine zufällige Zahl zwischen 0 und 59 generiert und damit jeden Tag aufs Neue bestimmt, wann er zum Essen geht.
- Er wirft beim Spazierengehen an jeder Kreuzung eine Münze (Kopf=links, Zahl=rechts) und geht 15 Minuten lang in die Richtung, in die ihn der Zufall führt.

#### 4.2.3.6 Klärung von Normverhalten

Die Übertriebenheit der Befürchtungen und der oft exzessiv erhöhte Zeitbedarf für die von Zwangshandlungen betroffenen Alltagshandlungen ist den meisten Betroffenen weitgehend bewusst. Vor allem bei langjährigen Zwängen kann jedoch der Maßstab für „normales Verhalten" verlorengehen. Wie viel Zeit in der Dusche, wie viele Wiederholungen beim Händewaschen oder wie viele Kontrollhandlungen von Elektrogeräten sind eigentlich normal? In welchem Ausmaß ist Vermeidung von Gefahr überlebenswichtig – und ab welchem Ausmaß droht das Vermeidungsverhalten die eigene Alltagsfähigkeit einzuschränken?

Fragen wie diese stellen sich spätestens, wenn es zu klären gilt, wie zukünftig „normales Verhalten" in den von Zwängen betroffenen Situationen genau aussehen soll. Auf ihr Gefühl oder ihre Intuition (z.B. „Bis ich das Gefühl habe, sauber zu sein") werden sich Personen mit einer Zwangsstörung dabei schwerlich verlassen können. Diese Verunsicherung lässt sich in der Regel nur im Austausch mit anderen Menschen (Partnern, Freunden, Mitpatienten) klären, die nicht unter vergleichbaren Zwängen leiden. Hierzu ist allerdings meist die Überwindung von Scham erforderlich - wer fragt schon gerne seine Mitmenschen, wie oft sie sich in der Dusche einseifen oder wie viele Blätter Toilettenpapier sie im Normalfall verwenden?

Erstaunlicherweise hat sich die Wissenschaft bislang wenig mit diesem Thema beschäftigt. Ziel einer laufenden Studie an der Schön Klinik Roseneck ist es daher, zu bestimmen, wie lange die Durchführung einer

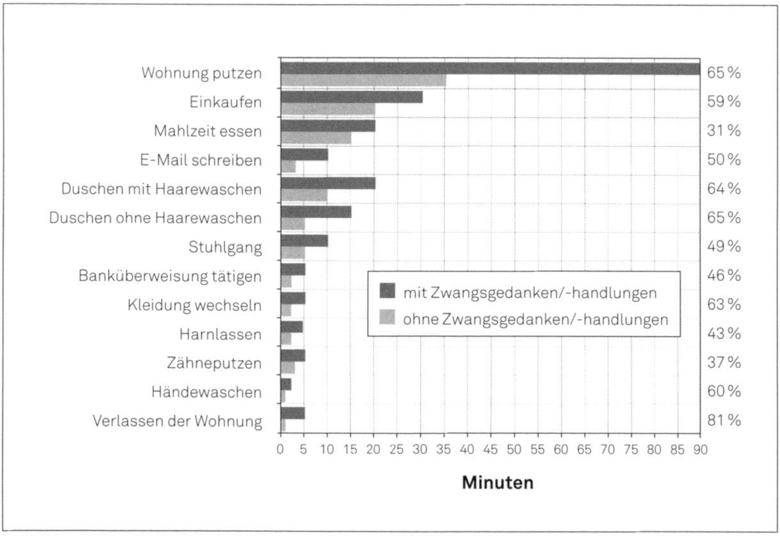


*Anmerkungen:* 0 bis 90 = selbstberichtete Dauer der Aktivitäten in Minuten; % (rechte Seite) = Anteil der Patientinnen und Patienten, bei denen diese Alltagsaktivitäten von Zwängen betroffen waren.

**Abbildung 9:** Durchschnittliche Zeit für die Durchführung von Alltagsaktivitäten bei stationär behandelten Patientinnen und Patienten mit einer Zwangsstörung

Alltagsaktivität (z.B. duschen, essen, E-Mail schreiben) durchschnittlich dauert, wenn sie mit einer Zwangshandlung oder einem Zwangsgedanken verbunden ist oder nicht. Abbildung 9 zeigt erste Ergebnisse der Studie an 273 jugendlichen und erwachsenen Patientinnen und Patienten mit Zwangsstörungen. Die Befragten berichteten dabei am häufigsten von Zwängen beim Verlassen der Wohnung (81%) und am wenigsten häufig von Zwängen beim Essen einer Mahlzeit (31%). Der höchste Zeitbedarf – und zugleich der deutlichste Unterschied zwischen Situationen mit Zwängen bzw. Situationen ohne Zwänge – findet sich für die alltägliche Handlung „Wohnung putzen“: War das Putzen der eigenen Wohnung mit Zwängen verbunden, dann wurde für diese Handlung durchschnittlich 90 Minuten benötigt, im Unterschied zu 35 Minuten, falls diese Handlung nicht von eigenen Zwängen betroffen war. Insgesamt zeigt sich, dass für alle erfragten Alltagshandlungen durchschnittlich bedeutsam mehr Zeit benötigt wird, wenn diese mit Zwängen verbunden sind.

**Praktische Übung**

Wie lange benötigen Sie für die in Abbildung 9 genannten alltäglichen Handlungen? Wie stark weichen Ihre Einschätzungen von den in der Abbildung dargestellten Zeitangaben ab? Wie viel Zeit benötigen Ihre Freundinnen und Freunde oder Ihre Angehörigen für diese alltäglichen Handlungen?

In welchen Bereichen ist der Unterschied zwischen Ihrem eigenen Zeitaufwand und den Ergebnissen dieser Befragung besonders groß? Die Übung kann Ihnen helfen Alltagshandlungen zu identifizieren, welche möglicherweise stärker als gedacht von Zwängen betroffen sind. Die dargestellten Richtwerte können Ihnen eine erste Orientierung geben, eine neue zwangfreie Norm zu finden.

#### 4.2.3.7 Funktionen von Zwängen

Auch wenn Zwangsgedanken und Zwangshandlungen von außen betrachtet oft ziemlich irrational und unvernünftig erscheinen mögen – sie erfüllen in der Regel eine psychische Funktion. „Wofür brauche ich meine Zwänge?“ und „Was macht es so schwer, die Zwänge aufzugeben?“ sind

Fragen, die bei der Behandlung von Zwängen folglich eine wichtige Rolle spielen. In der Therapie wird dies als das Phänomen der *Funktionalität der Symptomatik* bezeichnet. Ein Teil dieser Funktionen dient (A) der Regulation des eigenen psychischen Erlebens. Darüber hinaus können Zwänge (B) die Funktionen haben, die die Gestaltung zwischenmenschlicher Beziehungen betreffen. Der folgende Kasten veranschaulicht die häufigsten Funktionen von Zwängen.

**Die häufigsten psychischen Funktionen von Zwängen (nach Külz et al., 2010)**

**A. Funktionen der Regulation des eigenen psychischen Befindens**

1. *Umgang mit unangenehmen Emotionen (53,7 %)*[9]. Die Zwänge dienen der Verarbeitung negativer Erfahrungen in Vergangenheit oder Gegenwart (z. B. Umgang mit erhöhter Angst, Wut oder Ekel).
2. *Sicherheit und Kontrolle (21,3 %).* Die Zwänge vermitteln ein Gefühl von Kontrolle und Sicherheit und helfen, Gefühle von Unsicherheit und Kontrollverlust zu kompensieren.
3. *Stabilisierung von Identität und Selbstwert (18,3 %).* Die Zwänge werden eingesetzt, um das eigene Identitätsgefühl zu stabilisieren und das Selbstwertgefühl zu steigern („besonders sein", „etwas wert sein").
4. *Umgang mit überhöhten Leistungsanforderungen und moralischen Standards (12,8 %).* Die Zwänge helfen dabei, mit unerbittlichen Leistungsansprüchen an sich selbst und überhöhten moralischen Standards umzugehen.
5. *Umgang mit innerer Leere (3 %).* Die Zwänge werden dazu eingesetzt, Zeiten von Langeweile und innerer Leere zu füllen.
6. *Bewältigung einer anderen psychischen Störung (2,4 %).* Die Zwänge bilden einen Versuch der Bewältigung einer anderen psychischen Störung, beispielsweise einer Depression oder einer sozialen Angststörung.

9 Die in Klammern vermerkten Werte entsprechen dem prozentualen Anteil von 168 Patientinnen und Patienten mit einer Zwangsstörung in stationärer Behandlung, welche in einem standardisierten Fragebogen angaben, dass ihre Zwänge diese Funktion haben.

**B. Funktionen in der Gestaltung zwischenmenschlicher Beziehungen**

1. *Abgrenzung und Autonomie (42,1 %).* Die Zwänge erfüllen Bedürfnisse nach Unabhängigkeit, Distanzierung und Ablösung unter Bedingungen, die als einschränkend oder bevormundend erlebt werden.
2. *Nähe und Zuwendung (12,8 %).* Die Zwänge dienen dem Ziel, Nähe und Zuwendung durch Bezugspersonen sicherzustellen.
3. *Umgang mit zwischenmenschlichen Konflikten (11,6 %).* Die Zwänge stellen einen Versuch dar, Spannungen in der Partnerschaft oder im Familiensystem zu regulieren und Kontrolle auszuüben.
4. *Vermeidung von Anforderungen des sozialen Umfelds (5,5 %).* Die Zwänge dienen dem Zweck, Anforderungen zu vermeiden und sich Situationen zu entziehen, in denen zu befürchten ist, dass Erwartungen des sozialen Umfelds (Eltern, Partnerin/Partner, Kolleginnen und Kollegen und Vorgesetzte) nicht erfüllt werden können.
5. *Schutz vor Verantwortung (4,9 %).* Durch die Zwänge werden Entwicklungsschritte vermieden, welche mit der Übernahme von mehr Verantwortung verbunden wären.

**Merke**

Zwänge können wichtige Funktionen des Lebens übernehmen. Gelingt es, diese Funktion auf alternative (gesündere) Weise zu erfüllen, d.h. ohne den Zwang, dann besteht die Aussicht, dass das Leben wieder dauerhaft freier von Zwängen wird.

Die Auseinandersetzung mit der Funktion der eigenen Zwänge erfordert einige Bereitschaft, das eigene Verhalten kritisch zu hinterfragen. Dabei soll sicher nicht der Eindruck vermittelt werden, dass es sich hierbei um bewusstes oder gar manipulatives Verhalten der Betroffenen handelt (im Sinne von „Die/Der macht das doch nur, um ..."). Allerdings wird Betroffenen selbst im Verlauf der Behandlung von Zwängen sehr häufig deutlich, dass ihre Zwänge letztlich erfolglose Versuche darstellen, mit qualvollen, überfordernden oder nicht selten traumatisierenden Erfahrungen umzugehen. Vielen stellt sich die Frage „Warum habe ich eine Zwangsstörung entwickelt?" oder „Warum fällt es mir so schwer, die Zwänge aufzugeben?". Wichtig ist jedoch auch zu wissen, dass in der Regel die Bearbeitung der Funktion der eigenen Zwänge keine Voraussetzung für eine erfolgreiche Exposition der Zwänge ist.

In der Praxis machen wir oft die Erfahrung, dass die alleinige therapeutische Bearbeitung dieser Funktionen (oder „Gründe“ oder „Ursachen“) des Zwangs eher selten zur Reduktion zwanghaften Verhaltens führt. Genau genommen werden diese Funktionen der Zwänge, die in jedem individuellen Fall ganz unterschiedlich zutreffen können, oftmals erst zugänglich, wenn die Betroffenen zunehmend Erfahrungen mit der Exposition ihrer Zwänge gesammelt haben. Spezifische Expositionsbehandlungen können also auch dabei helfen, relevante Themen, die in Verbindung mit diesen Funktionen (z. B. die Ablösung aus dem Elternhaus oder vergleichbarer Entwicklungsschritte) stehen, aufzuzeigen. Da eine hinreichende Bearbeitung dieser Funktionen in aller Regel eine längerfristige psychotherapeutische Weiterbehandlung erfordert, können spezifische stationäre Behandlungen dabei helfen, ambulante Therapien vorzubereiten.

**Praktische Übung**

Lesen Sie sich nochmals die Beispiele für mögliche Funktionen von Zwängen (vgl. Kasten „Die häufigsten psychischen Funktionen von Zwängen“) durch. Nennen Sie für jede der Funktionen von Zwängen ein mögliches Beispiel aus Ihrem Leben (Gibt es z. B. Bereiche in Ihrem Leben, in denen Sie sich mit Erwartungen konfrontiert sehen, die Sie nicht erfüllen können?). In welchem Ausmaß treffen die genannten Funktionen auf Sie zu (von 1 = „trifft überhaupt nicht zu“ bis 10 = „trifft sehr zu“)? Aus den am stärksten auf Sie zutreffenden Funktionen könnten sich bedeutsame Themen ergeben, deren weitere Bearbeitung für Ihre persönliche Weiterentwicklung wichtig sein könnten.

### 4.2.4 Phase 2: Schrittweise Exposition der Zwänge

Die praktische Erfahrung in der Behandlung von Zwangserkrankungen wie auch der Stand der Wissenschaft weisen eindeutig darauf hin, dass zur Linderung von Zwängen neue Erfahrungen in realen Alltagssituationen erforderlich sind. In Phase 2 der zwangsspezifischen Therapie gilt es somit, möglichst alltagsnah solche neuen Erfahrungen zu machen. Hierfür ist die Auseinandersetzung mit realen auslösenden Situationen (Exposition) und die Erprobung zwangsfreien Verhaltens erforderlich.

**Merke**

Ohne in ausreichender Anzahl und Intensität durchgeführte selbstständige Expositionen unter Alltagsbedingungen ist keine Freiheit von Zwängen zu erwarten.

Die Phase 1 der Behandlung (Psychoedukation) ist hierfür eine notwendige, aber in aller Regel nicht ausreichende Voraussetzung. Leider beschränken sich viele Therapien auf die Vermittlung von Krankheitswissen, ohne einen ausreichenden Anteil von begleiteten Übungen (Expositionen) anzubieten. Die Folge ist oft eine nicht ausreichende Symptomlinderung. Daraus schlussfolgern Betroffene dann leider sehr häufig, dass ihnen „Verhaltenstherapie nicht hilft". Dabei mögen die vermittelten Inhalte durchaus richtig und wichtig sein. Ohne ihre Anwendung im Alltag inklusive Übungen (Expositionen) bleiben sie jedoch bloße Theorie. Was bringt das wirksamste Medikament, wenn es nicht in ausreichender Dosis über die notwendige Dauer eingenommen wird?

#### 4.2.4.1 Hinderungsgründe für den Einstieg in Expositionen

Warum werden in der Therapie Expositionen häufig zu lange aufgeschoben und in nicht ausreichender Intensität durchgeführt? Das liegt zum einen sicher daran, dass Betroffene wie auch Therapeutinnen und Therapeuten dazu neigen, die Anstrengungen und Belastung, die mit Expositionen verbunden sind, aufzuschieben oder ganz zu vermeiden. Zum anderen erfordert eine begleitete Exposition oft einigen Mehraufwand, wie z. B. das Verlassen der Behandlungsräume oder einen Hausbesuch inklusive Wegezeiten, wofür in aller Regel eine übliche wöchentliche 50-minütige Einzeltherapie nicht ausreicht. Und schließlich müssen sich Betroffene wie auch Therapeutinnen und Therapeuten beim Einstieg in Expositionsübungen mit verzerrten, die Zwänge letztlich aufrechterhaltenden Befürchtungen auseinandersetzen.

Der folgende Kasten listet eine Reihe dieser verzerrten, d. h. in aller Regel nicht zutreffenden Befürchtungen auf. Die genannten Befürchtungen erweisen sich bei sachgemäßem Vorgehen als unberechtigt und dürfen in der Mehrzahl sogar als wissenschaftlich widerlegt gelten.

**Übertriebene Befürchtungen, die den Einstieg in Expositionsübungen erschweren können**

- Die Exposition könnte eine solche starke Angst auslösen, dass man „verrückt wird". Oder fachlich gesprochen: Durch die Exposition könnte eine Psychose (eine Schizophrenie) ausgelöst werden.

  *Realität:* Falsch.

- Die bei einer Exposition von Zwängen ausgelösten Emotionen könnten „nie mehr weggehen".

  *Realität:* Falsch, alle Gefühle gehen auch wieder weg, manche Gefühle allerdings langsamer.

- Expositionen setzen „nur am Symptom" an, nicht „am wirklichen Problem".

  *Realität:* Eine Symptomreduktion befreit die betroffene Person von massiven Alltagseinschränkungen; andere Problembereiche können im Anschluss deutlich besser (oder überhaupt erst) sehr gut behandelt werden.

- Die Exposition könnte das Bündnis zwischen Patient und Therapeut belasten und zu einem Behandlungsabbruch führen.

  *Realität:* Das Gegenteil ist der Fall.

Auf drei weitere Befürchtungen soll an dieser Stelle noch etwas ausführlicher eingegangen werden, da sie zum Teil berechtigt sind - auch wenn in der Therapie ein guter Umgang damit gefunden werden kann.

### 1. Der Einstieg in Expositionsübungen kann kurzfristig zu vermehrter emotionaler Anspannung und vermehrten Zwangsgedanken führen

Bei einer Expositionsbehandlung werden gezielt Situationen aufgesucht, welche über Monate bis Jahre systematisch vermieden wurden. Entsprechend ist kurzfristig eine vermehrte emotionale Anspannung und ein verstärktes Auftreten von Zwangsgedanken (und entsprechend erhöhter Druck zur Ausübung von Zwangshandlungen) möglich. Schwankungen der Symptomatik sind in dieser Phase der Therapie sogar eher die Regel als die Ausnahme. Der Erfahrung nach muss dies kein Hinweis darauf sein, dass die Expositionsbehandlung nicht richtig oder nicht erfolgversprechend verläuft.

Im Gegenteil: Verstärkter emotionaler Stress weist darauf hin, dass sich die oder der Betroffene mit wirklich relevanten Ängsten und Befürchtungen auseinandersetzt, und wahrscheinlich besser von der Expositionsbehandlung profitiert! Um dies richtig einschätzen und einen guten Umgang mit beteiligten Emotionen finden zu können, ist in der Regel eine therapeutische Begleitung der ersten Expositionen erforderlich, bevor diese im Anschluss eigenständig zu wiederholen sind. Treten hierbei unerwartete Belastungen auf, dann können und sollten diese wiederum in die Therapie eingebracht und mit therapeutischer Unterstützung gelöst werden.

**Merke**

Die Exposition ist nie so schlimm wie die Zwangserkrankung selbst. Der Zwang nimmt das Leben weg, er fügt letztlich nie etwas Positives hinzu!

**Fallbeispiel: Marie (Forts.)**

Marie (vgl. Seite 30) zeichnet sich beim Einstieg in die Behandlung dadurch aus, dass sie sich alle Mühe gibt, gut in der Therapie mitzumachen. Sie hatte sich vorab informiert, was sie in der Verhaltenstherapie von Zwängen erwartet, unter anderem durch die Lektüre eines Ratgebers über Zwänge. In der Stationsgemeinschaft fand sie aufgrund ihrer ausgeprägten Hilfsbereitschaft leicht Anschluss. Da Marie die zur Vorbereitung der Expositionen vermittelten Inhalte zügig auf ihre Zwänge anwenden konnte, wurde unter günstigen Voraussetzungen mit der Expositionsbehandlung begonnen.

Dem angestrebten Vorgehen entsprechend begann Marie mit Expositionen etwa im Bereich von 40 (auf einer Zwangshierarchie von 0 bis 100). Ihre ersten Expositionen bestanden darin, in Begleitung ihrer Therapeutin in ihrem Zimmer Unordnung zu machen, ohne im Anschluss alles direkt wieder penibel aufzuräumen. Ein nächster höherer Schwierigkeitsgrad bestand darin, auch Mitpatientinnen und Patienten in ihr Zimmer zu lassen: Marie konnte auf diese Weise ihre Befürchtungen überprüfen, dass andere Personen sie angesichts des Zustandes ihres Zimmers für schlampig und für einen schlechten Menschen halten könnten.

Erwartungsgemäß war im Verlauf der Exposition zunächst ein zügiger Spannungsanstieg zu beobachten. Jedoch berichtete Marie, dass diese Anspannung länger als erwartet anhielt. Damit verbunden schilderte sie auch ein verstärktes Auftreten von Zwangsgedanken in Bezug auf ihre Ordnungszwänge und ihre (zu diesem Zeitpunkt noch nicht exponierten) Putz- und Waschzwänge.

Für die Therapie erwies sich dabei als wichtig, sowohl ihre verstärkte Belastung durch Zwangsgedanken wie auch eine drohende Verlagerung ihrer Zwänge auf andere Symptombereiche mithilfe regelmäßiger unterstützender therapeutischer Kontakte zu begleiten. Mit weiteren begleiteten, später dann zunehmend auch selbstständigen Expositionen konnte Marie insgesamt eine deutliche Besserung ihrer Zwänge erreichen, wie auch ihr Y-BOCS-Verlauf über insgesamt zehn Wochen stationärer Therapie zeigt: Insgesamt konnte sie eine Besserung (des YBOCS-Gesamtwerts) von 24 (mittelgradig) bei Aufnahme auf 15 (gering) bei Entlassung erreichen (vgl. Abbildung 10).

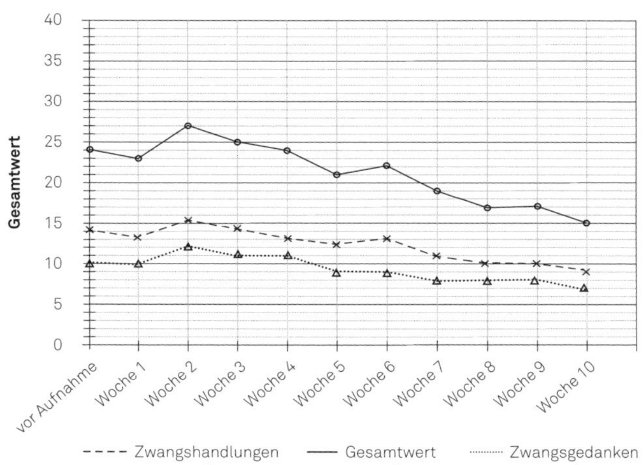


*Ziel:* Gesamtwert < 12 Punkte
*Besserung:* Gesamtwert –6 Punkte

**Abbildung 10:** Y-BOCS-Verlauf der selbsteingeschätzten Schwere der Zwänge während der stationären Behandlung am Beispiel von Marie

Dieses Beispiel ist insofern typisch, als Patientinnen und Patienten beim Einstieg in die Expositionsbehandlung nicht selten eine verstärkte Anspannung und Belastung durch Zwangsgedanken berichten. Dabei hat sich bewährt, dies nicht als Zeichen einer „Verschlechterung" der Zwänge zu werten oder deshalb das Verfahren der Exposition infrage zu stellen. Vielmehr ist bei einer gezielten Exposition durchaus damit zu rechnen, dass die Reduktion von Vermeidungsverhalten (d.h., zwangsauslösende Situationen gezielt zu umgehen) und der Verzicht auf die kurzfristig erleichternde Wirkung von Zwangshandlungen übergangsweise mit einer erhöhten emotionalen Belastung verbunden sind.

Gerade in dieser Phase der Therapie besteht also die Gefahr, die gezielte Exposition von Zwängen zu früh abzubrechen. Auch besteht damit ein erhöhtes Risiko, diese im Grunde sehr wünschenswerten Bemühungen einer Annäherung an normales Verhalten als Misserfolg oder gar Bestätigung der beteiligten Befürchtung zu werten. Es ist davon auszugehen, dass viele von Zwängen Betroffene aufgrund dieser anfänglich erhöhten emotionalen Belastung selbstständige Versuche, die Zwänge zu exponieren, zu früh abbrechen und daher die Methode der Exposition als „in ihrem Fall nicht wirksam" bewerten.

**Merke**

Eine qualifizierte Begleitung bei den ersten Expositionsübungen ist wesentlich für den Erfolg gegen den Zwang!

2. Expositionen können Erinnerungen an traumatische Erfahrungen auslösen

Bei einem Teil der Patientinnen und Patienten mit einer Zwangsstörung muss davon ausgegangen werden, dass traumatische Erfahrungen wie ein einschneidendes Verlusterlebnis (z.B. Tod oder Trennung von einer engen Bezugsperson) oder Erfahrungen von emotionaler, körperlicher oder sexueller Gewalt zur Entwicklung der Zwänge beigetragen haben. Entsprechend können Expositionsübungen dazu führen, dass Erinnerungen an diese traumatischen Erfahrungen aktiviert werden.

Auch wenn in einem solchen Fall die Expositionsbehandlung für Betroffene mit einer zusätzlichen Belastung verbunden sein kann, und Therapeutinnen und Therapeuten sorgsam damit umgehen müssen, ist die Exposition häufig ein unverzichtbarer Schritt zur Besserung der Zwangssymptomatik bzw. zu weiterführender Therapie. Eine Konsequenz in der Behandlung der Zwänge sollte in diesem Fall beispielsweise sein, bei den Expositionsübungen die Überprüfung von Befürchtungen „im Hier und Jetzt" zu fokussieren und gezielt zu lernen, frühere Erfahrungen von Überforderung (z. B. Gewalterfahrungen) von aktuellen Handlungsmöglichkeiten zu unterscheiden (vgl. hierzu auch das folgende Beispiel).

### Fallbeispiel: Tobias (Forts.)

Tobias (vgl. Seite 21) wurde wegen aggressiver Zwangsgedanken in der Klinik auf einer Station aufgenommen, die auf die Behandlung von Zwängen spezialisiert ist. In seiner Tätigkeit als Koch in einer Kantine war er zum Zeitpunkt der Aufnahme für sieben Wochen krankgeschrieben. Auslöser für die Krankschreibung waren neben seiner Belastung durch die Zwänge zunehmende Auseinandersetzungen mit Kollegen und dem Vorgesetzten.

In den ersten Stunden der spezifischen Zwangsstörungsgruppe tat sich Tobias schwer, die vermittelten Schritte der Zwangsbewältigung auf seine aggressiven Zwangsgedanken anzuwenden. Die Veranschaulichung spezifischer Phänomene bei Zwangsgedanken (vgl. Kapitel 5) und den Einstieg in therapeutisch begleitete Expositionen nahm er jedoch dankbar an. In der zweiten Exposition wurde Tobias dazu angeleitet, sich in Anwesenheit unbeteiligter Mitpatienten mögliche gewalttätige Handlungen vorzustellen. Ziel dieser Übung war es, die Erfahrung zu machen, dennoch nicht die Kontrolle über eigene Handlungen zu verlieren. Hierbei zeigte Tobias eine sehr starke körperliche Anspannung, welche auch in Anschluss an die Übung lange auf hohem Niveau anhielt.

Die darauffolgenden Tage waren von deutlichen Stimmungsschwankungen und erhöhter Reizbarkeit geprägt. Mehrfach berichtete er, „wie neben sich zu stehen". In der nächsten Einzeltherapie wurde deutlich, dass die erhöhte Anspannung nicht allein durch die Exposition bedingt war. Vielmehr zeigte Tobias Merkmale einer posttraumatischen Symptomatik, gekennzeichnet durch eine anhaltend erhöhte Anspannung (sogenanntes Hyperarousal), das Wiedererleben von Gewalterfahrungen durch den Vater (sogenannte Intrusionen) und eine Neigung, damit verbundene Situationen zu vermeiden bzw.

die erhöhte Anspannung durch vermehrte Zwangshandlungen (z.B. Kontrollzwänge und gedankliche Rituale) zu neutralisieren. Einen Zusammenhang mit seinen frühen Erfahrungen körperlicher Gewalt konnte Tobias gut nachvollziehen. So wurde deutlich, dass seine hohe Anspannung und das Auftreten von Zwangsgedanken durch eine traumatische Verarbeitung bedingt waren – anstelle einer von Tobias selbst befürchteten „aggressiven Neigung", die er unter Kontrolle bringen müsse, um Schaden von sich und anderen abzuwenden.

Diese Einsicht war für Tobias sehr entlastend, da er die innere Aggressivität nicht mehr seinem eigenen Charakter zuschreiben musste. Bei weiteren Expositionsübungen wurde darauf geachtet, die Aufmerksamkeit „im Hier und Jetzt" zu halten. Das übliche Vorgehen musste dahingehend etwas angepasst werden, dass Tobias während der Expositionen zusätzlich zur Anwendung von Techniken der Spannungsregulation angeleitet wurde (z.B. zusätzlich Atemübungen, Kniebeugen und sehr saure Kaubonbons einsetzte). Sogenannte Skills (vgl. hierzu auch Kapitel 4.4.1) sind dazu da, extrem ausgeprägte Emotionen durch intensive Sinnesreize und Aufmerksamkeitsumlenkung zu reduzieren, zum Beispiel durch Atemübungen, die Verwendung eines Igelballs oder auch Sport. Hierbei griffen die Exposition der Zwänge und eine Behandlung seiner traumatischen Erfahrungen ineinander.

Durch ein solches Vorgehen wurde es Tobias zunehmend möglich, aggressive Zwangsgedanken zuzulassen, auf Zwangshandlungen zu verzichten und seine Befürchtungen von Kontrollverlust (d.h. Angst vor eigenem gewalttätigem Verhalten) zu überprüfen. Zum Abschluss der 12-wöchigen Behandlung konnte Tobias deutlich erleichtert in eine ambulante Weiterbehandlung entlassen werden.

### 3. Erfolgreiche Expositionen können mit Schwankungen anderer psychischer Symptome einhergehen

An anderer Stelle wurde bereits darauf eingegangen, dass Zwangsstörungen sehr häufig zusammen mit anderen psychischen Störungen auftreten, zum Beispiel Angststörungen, Depressionen, Essstörungen, ADHS und posttraumatischen Belastungsstörungen. Zwänge können mit diesen anderen psychischen Störungsbildern in funktionalem Zusammenhang stehen. Das bedeutet, dass Zwänge helfen können, andere psychische Symptombereiche zu bewältigen – auch wenn dies zunächst paradox klingen mag. Durch eine Reduzierung der Zwänge kann daher auch deren stabilisierende Funktion erkennbar werden (z.B. durch eine Zunahme depressiver Symptome).

Es stellt sich die naheliegende Frage: Wäre es dann nicht besser, die Zwänge unbehandelt zu lassen? Auch wenn dies letztlich eine Entscheidung ist, die nur jede bzw. jeder Betroffene für sich selbst treffen kann bzw. die im Verlauf der Therapie zu klären ist, möchten wir auch hierzu unmissverständlich Stellung nehmen: Zwänge sind keine dauerhaft tragfähige Lösung, sondern eine kurzfristige Scheinlösung – sonst müsste man ja nicht ständig die Zwangshandlungen wiederholen oder intensivieren! Werden im Verlauf der Behandlung weitere Problembereiche deutlich, so muss dies keinen Rückschritt, keine „Symptomverschiebung" und definitiv kein Versagen der Therapie bedeuten!

Sehr häufig werden durch die spezifische Behandlung der Zwangsstörung darüber hinaus bestehende Problembereiche erst deutlich, zum Beispiel ungelöste persönliche Entwicklungsschritte oder eine chronisch depressive Symptomatik – und damit behandelbar (vgl. auch das folgende Beispiel). In der Abwägung von Nutzen und Risiken sollten also die langfristigen Folgen einer unbehandelten Zwangsstörung und einer absehbar nur eingeschränkt möglichen Besserung begleitender Probleme unbedingt mitberücksichtigt werden.

### Fallbeispiel: Wolfgang (Forts.)

Für Wolfgang (vgl. Seite 27) bedeutet die stationäre Aufnahme eine deutliche Umstellung im Vergleich zu seinem bisherigen Alltag. Bei Aufnahme berichtet er, dass die Anmeldung zu einer stationären Behandlung eher auf äußeren Druck zustande gekommen sei. So habe ihn sein Arbeitgeber aufgefordert, „etwas gegen seine vielen Fehlzeiten zu tun". Da er schon seit vielen Jahren unter Zwängen litt, hatte er wenig Hoffnung auf Besserung, „aber man soll ja nichts unversucht lassen". In der Stationsgemeinschaft fällt Wolfgang als zurückgezogen auf und wird von seinen Mitpatienten als „eigenwillig" und „kauzig" erlebt.

Auch der Einstieg in die Expositionsphase seiner Therapie gestaltete sich eher schleppend. Nach ersten Anläufen, Kontrollzwänge beim Verlassen seines Zimmers zu exponieren, berichtet der Therapeut in der wöchentlichen Teamsitzung, dass bei Wolfgang vor allem Gedanken von „Das bringt doch eh nichts" und Zweifel an der Eignung dieses Verfahrens überwogen hätten. In der Fragebogendiagnostik bei der Aufnahme in die Klinik erreicht Wolfgang einen mittel- bis schwergradigen Wert für depressive Symptome. Auf die Anforderungen in der Behandlung seiner Zwänge reagierte Wolfgang verstärkt mit depressiven Gedanken und sozialem Rückzug.

Das therapeutische Team beschloss daher, Wolfgang die Teilnahme an einer zusätzlichen Gruppentherapie für Depression anzubieten. In deren ersten Stunden der Gruppentherapie stand die Aktivierung im Vordergrund, beispielsweise sich vermehrt an sozialen Aktivitäten zu beteiligen und auch am Wochenende für eine ausreichende Tagesstruktur zu sorgen. Darüber hinaus wurde veranschaulicht, welchen Einfluss Wolfgangs negative Gedanken und Überzeugungen auf Gefühle und Verhalten haben können (ein zentraler Ansatzpunkt der „kognitiven Therapie" bei Depressionen). Die Erarbeitung eigener Stärken sowie eine zunehmend aktive Beteiligung an den Gruppenstunden und an Aktivitäten mit anderen Patientinnen und Patienten erwies sich für Wolfgang zur Besserung von Stimmung und Antrieb als hilfreich. Hierdurch ergaben sich auch verbesserte Voraussetzungen, die nach wie vor ausstehenden Expositionen seiner Kontrollzwänge wiederaufzunehmen. Die daraufhin erzielten Fortschritte im Umgang mit den Zwängen, zum Beispiel die gezielte Reduktion des Zeitbedarfs für Kontrollzwänge, hatte wiederum positiven Einfluss auf Wolfgangs Depression.

Gegen Ende der Therapie erwies sich dieser Zeitgewinn jedoch zugleich als schmerzliches Dilemma. So wurde Wolfgang bewusst, wie viel Lebenszeit er bereits mit seinen Zwängen verbracht hatte. Wolfgang realisierte, welche Chancen, beispielsweise auf eine Partnerschaft oder die Gründung einer eigenen Familie, aufgrund seiner Zwänge ungenutzt geblieben waren. Nicht abschließend geklärt werden konnte ferner die Frage, wie Wolfgang die gewonnene Zeit stattdessen sinnstiftend nutzen könnte. Es ergeben sich eine Reihe von Anschlussthemen, für welche Wolfgang dringend die Weiterführung ambulanter Therapie empfohlen wurde.

Das Beispiel zeigt, dass es auch bei Vorliegen einer chronischen Zwangsstörung in Verbindung mit einer chronischen depressiven Störung durchaus Spielräume für Veränderungen gibt. Das Beispiel verdeutlicht auch, dass die Berücksichtigung wechselseitiger Wirkungen mehrerer Symptombereiche (z. B. Zwänge und Depressionen) zuweilen entscheidend sein kann, um eine Verbesserung der Alltagsfähigkeit und Lebensqualität zu erreichen.

**Merke**

Wenn Ihnen jemand sagt, Sie müssten „für immer mit dem Zwang leben", werden Sie bitte wütend und beweisen Sie ihm das Gegenteil!

#### 4.2.4.2 Vorbereitung von Expositionsübungen

Bei der konkreten Planung und Vorbesprechung von Expositionen haben sich die folgenden Punkte bewährt:

- Patientin und Therapeutin entscheiden gemeinsam darüber, welche Zwänge bzw. welche Auslösesituationen exponiert werden.
- Die von Zwängen betroffene Person muss Kontrolle über die Schritte der Exposition haben, denn Expositionen müssen unbedingt freiwillig stattfinden.
- Niemand *muss* Expositionen machen, obwohl es die beste Strategie wäre.

Für das Angebot von Expositionen gilt dies so selbstverständlich wie für jede andere Form von Therapie. In der Medizin wird dies als *„informed consent"* bezeichnet, als „informiertes Einverständnis" der mündigen Patientin, die sich auf Basis einer fundierten Abwägung von Vorteilen und Risiken einer therapeutischen Maßnahme freiwillig für eine Behandlung entscheidet – oder diese auch ablehnen bzw. unterbrechen darf (wie im folgenden Fallbeispiel).

**Fallbeispiel: Anna (Forts.)**

Anna (vgl. Seite 22) ist zu Beginn ihrer ersten stationären Behandlung davon überzeugt, dass sie eine Gefahr für sich und andere darstellt. Als entsprechend bedrohlich erscheint ihr die Vorstellung, genau dies im Rahmen von Expositionen zu riskieren, d.h., keine

Kontrolle über aufdringliche sexuelle Zwangsgedanken auszuüben, was dazu führen könnte, sich fürchterlich zu blamieren. Schlimmer noch: Sollte ein versehentlicher Kontrollverlust ihrerseits öffentlich werden, dann würde dies praktisch ihren sozialen Tod bedeuten. Ihre Tätigkeit als Lehrerin würde sie dann, davon war Anna überzeugt, auf jeden Fall verlieren.

„Das Problem sind Ihre Gedanken und dass Sie Ihre Gedanken als derart bedrohlich erleben", versicherte ihr die Therapeutin. Aber diese Gedanken fühlten sich doch so real an! Sollte das etwa nicht ausreichen als Beleg dafür, dass tatsächlich eine Gefahr von ihr ausging? Auch die Beispiele anderer Zwangspatientinnen und -patienten, die zum Beispiel eine Kontamination mit Keimen fürchteten, konnten Anna nur wenig beruhigen. Bei ihr gehe es schließlich um einen Teil ihres Wesens, geradezu einen Teil ihrer selbst, von dem die Gefahr ausgehe. Wie sollte das vergleichbar sein?

Anna war mit der Durchführung einer Expositionsbehandlung zunächst sichtlich überfordert. Eine solche Behandlung würde absehbar eine längere Behandlungsdauer erfordern als sie eigentlich geplant hatte. Sie selbst war bei Anreise in die Klinik von einer etwa sechswöchigen Behandlung ausgegangen. Eine längere Abwesenheit von daheim würde zudem bedeuten, dass sie nach den Sommerferien ihren Wiedereinstieg als Lehrerin in das neue Schuljahr nicht mehr schaffen würde. Das würde ihren Stress aktuell nur verschlimmern, zum neuen Jahr müsse sie damit rechnen, eine neue Klassenleitung zu übernehmen.

Als Erleichterung erlebt Anna das Angebot, die erste Behandlungsphase (Phase 1: Vermittlung von Behandlungswissen) zur Vorbereitung auf spätere Expositionen zu nutzen. Erste Übungen und Demonstrationen, die ihr halfen, mehr Abstand zu ihren bedrohlichen Gedanken zu gewinnen, erlaubten ihr, Vertrauen in die Behandlung aufzubauen. Als sie nach vier Wochen ihre Behandlung „in gegenseitigem Einvernehmen vorzeitig" beendete, um noch den Einstieg in das neue Schuljahr zu schaffen, nahm sie jedoch das Angebot zu einer späteren Wiederaufnahme der Behandlung dankbar an. Auch wenn sie wusste, dass die bisherige Therapie noch nicht ausgereicht hat, bei einem weiteren Behandlungsabschnitt könnte sie deutlich besser einschätzen, was sie erwartet, und konsequenter an der Expositionsbehandlung mitwirken.

Annas Beispiel zeigt, dass abhängig von spezifischen Vorerfahrungen mit der Expositionsbehandlung von Zwängen ein erster Anlauf der Behandlung manchmal nicht ausreicht, um eine hinreichend intensive Expositionsbehandlung durchzuführen und Erleichterung zu erfahren. Vorrang hat grundsätzlich das Prinzip der Freiwilligkeit. Damit war es für Anna sinnvoll, die Behandlungsdauer zunächst kürzer als üblich zu halten und eine spätere Weiterführung der Therapie zu planen. Nicht wenige Patientinnen und Patienten mit einer Zwangsstörung benötigen mehrere stationäre Behandlungsabschnitte, verbunden mit der Möglichkeit, zwischen diesen Abschnitten das Erreichte im Alltag zu erproben und zu festigen.

Ausgehend davon, dass in Phase 1 der Therapie eine Zwangshierarchie erstellt wurde, ist in Phase 2 der Therapie, wenn es um den Einstieg in die Expositionen geht, nun die Entscheidung über den richtigen Schwierigkeitsgrad der Übung zu treffen. Bei therapeutisch begleiteten Expositionen ist ein Schwierigkeitsgrad von etwa 40 auf einer Hierarchie von 0 bis 100 üblich. In der Therapie wird „normales Verhalten" angestrebt. Hierfür ist für die meisten Betroffenen erforderlich, auch die Einschätzung anderen Menschen einzubeziehen. Auch sollten keine übertrieben schwierige Anforderungen gestellt werden – zum Beispiel sollte sich kein Mensch verpflichten müssen, eine Woche lang nicht zu duschen.

Die Zumutbarkeit bildet ein wichtiges Kriterium bei der Auswahl der Expositionssituationen. Auch sollte keine Situation ausgewählt werden, bei der tatsächlich ein hohes Risiko besteht, Schaden zu nehmen, oder bei der keine Gewöhnung an Angst zu erwarten oder gar sinnvoll wäre. Beispielsweise besteht bei Mülleimern in einer Bahnhofsgegend tatsächlich ein erhöhtes Risiko, dass hier Junkies Spritzen weggeworfen haben könnten – sodass niemals als Expositionsübung verlangt werden sollte, blind in einen solchen Mülleimer zu fassen. Sinnvoll kann hingegen sein, im weiteren Verlauf von Expositionen auch einmal einen Schritt über das normale Maß an Anforderungen hinauszugehen oder vor Ort den Schwierigkeitsgrad spontan zu variieren. So kann geübt werden, bei Bedarf auch auf solche (herausfordernden) Situationen vorbereitet zu sein, zum Beispiel, dass einem in einer öffentlichen Toilette ein persönlicher Gegenstand auf den Boden fallen könnte, den man aufheben möchte, ohne ihn im Anschluss desinfizieren zu müssen.

**Merke**

Sie führen jede Zwangshandlung *absichtlich* durch, denn Sie sind weder betrunken noch schizophren oder dement. Was man absichtlich tut, das kann man auch – mit einiger Übung – wieder unterlassen!

Die jeweils erste Exposition auf einem neuen Schwierigkeitslevel sollte als „Stichtag" für den weiteren Verzicht auf die Zwangshandlungen in der betreffenden Situation vereinbart werden. In der Therapie haben sich daher sogenannte *Stichtagsverträge* bewährt, in denen auch festgehalten werden kann, welches Verhalten sich die oder der Betroffene anstelle der Zwangshandlungen vornimmt. Auch kann hilfreiches Verhalten nach der Exposition (z.B. eine gemeinschaftliche Aktivität, kein Rückversicherungsverhalten!) vorbesprochen oder eine leichtere Situation ausgewählt werden. Als Dauer für eine erste Exposition sollten mindestens zwei Zeitstunden zur Verfügung stehen und es sollten im Anschluss keine anspruchsvollen Tätigkeiten geplant werden.

**Bereitschaft zur Toleranz von unangenehmen Gedanken, Gefühle und Körperempfindungen bei der Expositionsbehandlung**

Die Bereitschaft (englisch: *willingness*), unangenehme Gedanken und Gefühle im Rahmen von Expositionen anzunehmen – anstatt sie zu vermeiden oder mithilfe von Zwangshandlungen zu neutralisieren – ist ein zentraler Gedanke der *Akzeptanz- und Commitment-Therapie* (*ACT*; vgl. auch Kapitel 4.4.1). Hiervon ausgehend befragte die Arbeitsgruppe von Reid et al. (2017) insgesamt 288 Patientinnen und Patienten im Verlauf ihrer Expositionsbehandlung mehrfach zu ihrer Bereitschaft, unangenehme Gedanken, Gefühle und Körperempfindungen anzunehmen: „Wie hoch schätzen Sie aktuell Ihre Bereitschaft ein, im Rahmen von Expositionen alle unangenehmen Gedanken, Gefühle und Körperempfindungen zuzulassen, ohne diese zu vermeiden?" Die Befragten sollten ihre Bereitschaft auf einer Skala von „0 = sehr gering/wenig bereit" bis „10 = sehr hoch/sehr bereit" einschätzen.

*Ergebnis:* Es zeigte sich, dass Personen, die unter Zwängen litten und eine höhere „Bereitschaft" hatten, auch unangenehme Gedanken, Gefühle und Körperempfindungen zuzulassen, im Verlauf einer sechswöchigen stationären Behandlung eine bedeutsam bessere Reduktion der Zwangssymptome (gemessen mithilfe der Y-BOCS), also insgesamt einen höheren Behandlungserfolg aufwiesen.

*Schlussfolgerung für die Praxis:* Die Bereitschaft, sich auf diese zuweilen belastende Form der Behandlung einzulassen, erweist sich als entscheidend für den Erfolg der Therapie. Diese Bereitschaft ist aber keine Selbstverständlichkeit. Menschen mit einer Zwangsstörung brauchen Zeit und die nötigen Informationen, um sich mit den Anforderungen einer Expositionsbehandlung auseinanderzusetzen. Auch im Verlauf der Therapie kann es immer wieder wichtig sein, diese Bereitschaft zu Expositionsübungen und zur Toleranz für unangenehme Gedanken und Gefühle zu prüfen und gegebenenfalls in der Therapie an Möglichkeiten der Erhöhung dieser Bereitschaft zu arbeiten.

**Merke**

Schlechte Gefühle in der Expositionssituation gehen immer weg. Je besser Angst, Ekel, Unsicherheit oder Trauer erlebt werden können, desto schneller verschwinden sie auch wieder.

**Praktische Übung**

Wie hoch schätzen Sie Ihre Bereitschaft ein, sich im Rahmen von Expositionen auf unangenehme Gedanken, Gefühle und körperliche Empfindungen einzulassen? Kreuzen Sie die folgende Skala entsprechend an.

| Sehr gering/ wenig bereit | ⓪ | ① | ② | ③ | ④ | ⑤ | ⑥ | ⑦ | ⑧ | ⑨ | ⑩ | Sehr hoch/ sehr bereit |
|---|---|---|---|---|---|---|---|---|---|---|---|---|

Sollten Sie hierbei feststellen, dass Ihre Bereitschaft niedriger als 7 (auf der Skala von 0 bis 10) ausfällt, dann stellen Sie sich folgende Fragen: Was hindert Sie daran, sich auf die Übungen einzulassen? Was benötigen Sie, um eine Expositionsbehandlung angehen zu können?

Ein zentrales Ziel dieses Ratgebers besteht darin, Ihnen auf Grundlage der hier dargestellten Informationen einen realistischen Eindruck zu vermitteln, was Sie bei einer spezifischen Verhaltenstherapie von Zwängen erwartet. Betroffene haben ein Anrecht auf bestmögliche

Aufklärung über Chancen und mögliche Belastungen während einer Behandlung, um sich auf die Therapie einstellen zu können. Gleichzeitig machen wir die Erfahrung, dass Zwänge durchaus verführerisch sein können. Wir alle neigen dazu, die langfristigen Nachteile problematischer Verhaltensgewohnheiten zugunsten kurzfristiger Erleichterung zu unterschätzen. Das gleiche allzu menschliche Phänomen dürfte beispielsweise auch für Bewegungsmangel oder ungünstige Ernährungsgewohnheiten gelten. Ein erneuter Blick auf die (oft unterschätzten) Nachteile von Zwängen könnte helfen, Ihre Sichtweise auf Ihre Zwänge noch einmal zu überprüfen (vgl. auch den Kasten „Nachteile einer unbehandelten Zwangserkrankung“ auf Seite 64).

Möglicherweise unterschätzen Sie auch Ihre Fähigkeit, mit widrigen Umständen umgehen zu können. Was denken beispielsweise wohlwollend nahestehende Personen darüber, welche Widrigkeiten Sie in Ihrem Leben bereits erfolgreich bewältigt haben? Fragen Sie einmal nach!

#### 4.2.4.3 Praktisches Vorgehen bei Expositionen

Da es bei der Exposition der Zwänge um die Auseinandersetzung mit unerwünschten Gedanken und Gefühlen geht, ist eine gewisse Erwartungsangst ganz normal. Angst ist hierbei meist jedoch kein guter Ratgeber: Vielmehr sind gezieltes Handeln und „der gesunde Menschenverstand“ gefragt[10]. Um im Eifer des Gefechts dabei den Überblick zu behalten, kann es überaus hilfreich sein, dabei die vorab erarbeiteten Materialien (vgl. Arbeitsblätter „Mein Zwangsprotokoll“, „Mein Sicherheits- und Vermeidungsverhalten“ und „Meine Zwangshierarchie“ im Anhang auf den Seiten 187, 188 und 189) zur Hand zu haben.

Sofern eine therapeutische Begleitung vorhanden ist, besteht deren Aufgabe darin, zum Beispiel durch gezieltes Nachfragen die Auseinander-

10 Interessanterweise zeigen Studien mit bildgebenden Verfahren, dass genau diese Gehirnstrukturen beim Erleben intensiver Angst systematische Auffälligkeiten aufweisen. Eine Überaktivität der mit Furcht assoziierten Bereiche des Stammhirns (Basalganglien, Amygdala) wird von einer gehemmten Aktivität des für planvolles Denken (für den „gesunden Menschenverstand“) verantwortlichen Bereichs der Großhirnrinde des Frontalhirns begleitet.

setzung mit den unerwünschten Gefühlen und Befürchtungen zu unterstützen (z.B. „Wie hoch ist die Anspannung?“, „Was fürchten Sie jetzt?“) und darauf zu achten, dass der angestrebte Spannungsverlauf nicht durch Sicherheitsverhalten oder durch die Ausführung von Zwangshandlungen beeinträchtigt wird. Keinesfalls jedoch besteht die Aufgabe der Begleitung darin, Rückversicherungen zu geben („Es wird schon nichts passieren“) oder sich an neutralisierendem Verhalten zu beteiligen („Schauen Sie, wenn ich das anfassen kann, dann sollte es für Sie doch auch nicht gefährlich sein“). Eine Exposition ist dann als gelungen zu betrachten, wenn die unerwünschten Gedanken und Befürchtungen ausgelöst und überprüft werden konnten und hinreichend lange bis zu einem Abfall der Anspannung (um mindestens etwa 40 %) konfrontiert werden konnte.

Der Erfahrung nach werden die besten Fortschritte erreicht, wenn es gelingt, in einer wohlwollenden experimentierenden Haltung eine konkrete Erfahrung der Bewältigung von Angst und Anspannung zu machen. Wesentlich ist dabei die Erfahrung, dass die Zwangshandlungen nicht die einzige Möglichkeit darstellen, die beteiligten Emotionen zu bewältigen. Und nicht zuletzt: Jede Exposition ist eine Überwindung, die es verdient, sich im Anschluss zu belohnen!

**Merke**

Erste Expositionen sollten etwa bei einem Schwierigkeitsgrad 40 (von 100) einsteigen und im Verlauf weiterer Übungen den höchsten Schwierigkeitsgrad anstreben.

#### 4.2.4.4 Nutzung neuerer Erkenntnisse der Lernforschung

Für die Festigung eines solchen Lernerfolgs haben sich eine Reihe von Prinzipien bewährt, die sich aus der neueren Lernforschung ergeben. Frühere Annahmen gingen davon aus, dass bei Zwängen wie auch bei anderen Angsterkrankungen Assoziationen zwischen ursprünglich neutralen Auslösern (z.B. dem Berühren einer Türklinke oder der Verwendung eines elektrischen Gerätes) und der Erfahrung von Angst gelernt werden. Dieses Prinzip wird auch als *Konditionierung* bezeichnet. Entsprechend ging man davon aus, dass mithilfe neuer Lernerfahrungen (z.B. bei der Exposition dieser Ängste) diese Assoziationen wieder gelöscht werden. Das Gegenteil von „Konditionierung“ wird auch als *Löschung* bezeichnet.

In Übereinstimmung mit der neueren neurophysiologischen Forschung müssen wir allerdings davon ausgehen, dass eine solche „Löschung“ nicht wirklich funktioniert. Tatsächlich „vergisst“ unser Gehirn vor allem Erfahrung in Verbindung mit intensiver Angst ausgesprochen schlecht. Stattdessen scheint die erfolgreiche Bewältigung von Ängsten vielmehr dazu zu führen, dass frühere Assoziationen durch neue Erfahrungen gehemmt werden. Demnach würde beispielsweise eine Verknüpfung von „Bedienung eines Elektrogeräts“ mit der Erfahrung „macht extreme Angst, die für mich unerträglich ist, und die ich nur durch sehr viel Nachkontrollieren in den Griff bekommen kann“ gehemmt durch eine in Expositionen erworbene neue Verknüpfung mit der Erfahrung „darf mich verunsichern, ohne dass ich dafür meine Kontrollzwänge benötige“. Expertinnen und Experten sprechen daher auch von *inhibitorischem Lernen* (Latein: *inhibere*=hemmen). Der folgende Kasten fasst einige nützliche Empfehlungen zur Durchführung von Expositionen auf der Basis neuerer Erkenntnisse des inhibitorischen Lernens zusammen.

**Empfehlungen zur Durchführung von Expositionen auf Basis neuerer Erkenntnisse der Lernforschung (inhibitorisches Lernen; nach Craske et al., 2014)**

1. *Erwartungsverletzung.* Die Expositionen dienen der Überprüfung bzw. Widerlegung von zwangsbedingt verzerrten Erwartungshaltungen, zum Beispiel, dass „die Angst einzig durch Ausführung des Zwangs gelindert werden kann“ oder dass „ohne die Ausführung von Zwängen die Angst unendlich ansteigt“ oder „nie mehr aufhört“. Um eine solche Überprüfung von Annahmen möglich zu machen, ist es erforderlich, dass die Erwartungen vor der Durchführung der Exposition möglichst konkret formuliert werden, um im Anschluss ihre Bestätigung (oder Widerlegung!) überprüfen zu können.
2. *Neue Verknüpfungen.* Die Expositionen dienen der Entwicklung neuer Verknüpfungen zwischen der auslösenden Situation (z.B. Verlassen des Hauses) und zwangfreiem Verhalten (z.B., ohne weitere Kontrollen der Haustüre weitergehen zu können) – d.h. dem Aufbau einer neuen Gewohnheit.

3. *Vertiefte Löschung.* Durch die schrittweise Exposition mit zwangsauslösenden Situationen (vgl. „Erstellen einer Zwangshierarchie“ auf Seite 75) wird eine stabilere Löschung ihrer Verknüpfung mit unerwünschten Gedanken und Gefühlen bzw. ritualisierten Zwangsverhaltens ermöglicht. Die Vertiefung neuer Verknüpfungen findet überdies durch häufige selbstständige Wiederholungen der Übungen statt.
4. *Variation der Expositionen.* Durch die Variation der Übungssituationen wird ein stabilerer Lernerfolg erreicht, beispielsweise zu unterschiedlichen Tageszeiten, mit oder ohne Begleitung, in unterschiedlich schwierigen Situationen, in unterschiedlicher Tagesform etc.
5. *Einsatz von Gedächtnisstützen.* Durch die Verwendung hilfreicher Selbstinstruktionen bzw. hilfreicher „Parolen“ (z. B. „Ich mache das jetzt, damit ich ... frei werde“) in der Exposition wird gesundes, zwangfreies Verhalten unterstützt.
6. *Gedankliche Steuerung.* Das laute Aussprechen der auftretenden Gedanken und Gefühle und die gezielte Beschreibung des angestrebten gesunden Verhaltens vertieft und festigt den Lerneffekt der Exposition.
7. *Toleranz gegenüber unerwünschten Gedanken und Gefühlen.* In der Exposition wird darauf geachtet, keine Kontrolle auf das Auftreten unerwünschter Gedanken und Gefühle auszuüben oder durch die Ausführung von Zwangshandlungen zu neutralisieren. Hierdurch wird die Toleranz gegenüber unerwünschten Gedanken und Gefühlen gefördert, wie sie auch zukünftig gelegentlich auftreten können und Teil jedes normalen Lebens sein dürfen.

### Wenn eine Exposition mal nicht so funktioniert wie erwartet ...

Mit Expositionen ist es wie mit dem wahren Leben: Mal funktioniert es genau wie erhofft, manchmal kommt es aber auch ganz anders.[11] Wobei es therapeutisch gar nicht von Schaden sein muss, wenn es mal anders kommt. Zumeist ergeben sich hieraus wiederum sehr nützliche Erkennt-

11 Dieser Abschnitt lehnt sich an einen Vortrag von Hannah Murray (Universität Oxford) zum Thema „Verhaltensexperimente bei Posttraumatischer Belastungsstörung“ beim Jahreskongress der DGPPN 2019 an.

nisse für die Therapie. Lassen Sie uns einige Beispiele für schwierige Situationen bei Expositionen beleuchten (vgl. Kasten), bei welchen nicht der erwartete Spannungsverlauf eintritt, mögliche Gründe hierfür und wie damit umgegangen werden kann.

**Umgang mit schwierigen Situationen bei Expositionen – oder: Wenn es mal nicht so funktioniert, wie erwartet …**

1. In der Übungssituation tritt gar keine Angst auf.
2. Falsches Ziel oder falsche Strategie der Exposition.
3. Sehr starke Emotionen (Dissoziation).
4. Verhinderung des Lerneffekts durch Substanzgebrauch.
5. Verzerrte Wahrnehmung.
6. Unerwartete Ereignisse.

*Zu 1: In der Übungssituation tritt gar keine Angst auf.* Gar nicht so selten kommt es bei Expositionsübungen nicht zur erwarteten emotionalen Anspannung. Dies kann eine Reihe von Gründen haben. Möglichweise war die Erwartungsangst deutlich stärker als die tatsächliche Angst in der Exposition. Möglicherweise wurden die eigenen Fähigkeiten, bei Konfrontation mit den Zwängen mit der ausgelösten Angst und Anspannung umgehen zu können, schlicht unterschätzt (auch dies wäre ein Lernerfolg!). Möglicherweise war aber auch die gewählte Übungssituation nicht gut geeignet, zum Beispiel nicht ausreichend alltagsnah. Darüber hinaus machen wir die Erfahrung, dass viele Menschen mit einer Zwangsstörung sehr erfahren damit sind, unangenehme Zustände „auszuhalten", und eine distanzierte innere Haltung gegenüber ihren Gefühlen einzunehmen. Die Schematherapie bezeichnet dies als einen Modus des „distanzierten Beschützers" (vgl. Kapitel 4.4.2). Möglicherweise war ein solcher Modus in der eigenen Lerngeschichte überlebenswichtig, um emotionale Überforderung ertragen zu können.

*Mögliche Lösung:* Besprechen Sie in Ihrer ambulanten Therapie, welche der oben genannten Gründe dafür verantwortlich sein könnten, dass Ihre Anspannung im Verlauf der Exposition der Zwänge solch einen unerwarteten Verlauf genommen hat. Vielleicht ergeben sich dabei noch wichtige Erkenntnisse, wie Sie die Exposition n ochmal wiederholen sollten. Sollten Sie Anhaltspunkte dafür haben, dass bei Ihnen ein Modus des „distanzierten Beschützers" beteiligt gewesen sein könnte, dann überlegen Sie:

In welchen früheren Situationen mag eine solche Distanzierung von emotionaler Überlastung notwendig gewesen sein? Welche Bedürfnisse (z.B. nach Sicherheit, nach Zuwendung oder auch nach Selbstständigkeit) könnten hierbei frustriert worden sein, sodass Sie einen solchen Umgang mit eigenen Gefühlen entwickeln mussten? Wie könnte Ihnen Ihr gesunder Anteil des „gesunden Erwachsenen" heute dabei helfen, eine andere – möglicherweise reifere – Haltung Ihren Gefühlen und Bedürfnissen gegenüber einzunehmen?

*Zu 2: Falsches Ziel oder falsche Strategie der Exposition.* Jede Exposition verfolgt ein bestimmtes Ziel, welches zuvor hinreichend konkret definiert werden sollte. Ein solches Ziel könnte zum Beispiel darin bestehen, eine Handlung zu erproben, welche zuvor vermieden wurde (z.B. den Fußboden anfassen) und auf die Ausführung von Zwangshandlungen zu verzichten (z.B. mit der ganzen Hand den Boden berühren, nicht nur mit einzelnen Fingern oder mit Gummihandschuhen, kein Waschritual im Anschluss). Eine solche Übung ist zumeist erforderlich, um eine verzerrte Erwartung in Bezug auf die Zwänge zu überprüfen, zum Beispiel die Erwartung, dass eine solche Handlung unerträgliche Gedanken oder Gefühle auslösen könnte oder dass die Anspannung nur durch die Ausführung von Zwängen gelöst werden könnte. Das gewählte Beispiel ist sicher nicht geeignet, um unmittelbar zu überprüfen, ob eine in ferner Zukunft gefürchtete schlimme Konsequenz (z.B. eine befürchtete HIV-Erkrankung) wirklich eintritt oder ausgeschlossen werden kann.

*Mögliche Lösung:* Machen Sie, möglichst gemeinsam mit Ihrer Therapeutin oder Ihrem Therapeuten, eine Manöverkritik: Was war verkehrt? War das Ziel nicht hinreichend konkret? War die Übung wirklich geeignet, um die beteiligten Befürchtungen zu überprüfen? Auf keinen Fall sollten Sie aufgeben oder die Übung als Misserfolg werten. Jede Annäherung an auslösende Situationen verdient Respekt, jeder Umweg erhöht die Ortskenntnis. Sehr oft werden Fallstricke oder zum Beispiel verdeckte Sicherheits- und Vermeidungsstrategien deutlich, welche bei der nächsten Exposition berücksichtigt werden können.

**Merke**

Jede Exposition ist ein Lernfortschritt. Lernen passiert vor allem dann, wenn etwas nicht so funktioniert wie erwartet.

*Zu 3: Sehr starke Emotionen (Dissoziation).* Bei sehr intensiven Emotionen, beispielsweise solchen, die mit sehr belastenden Erinnerungen verknüpft sind, kann es passieren, dass wir „wie neben uns stehen", die aktuelle Situation als „unwirklich" oder „wie durch eine Milchglasscheibe" wahrnehmen, oder das Gefühl haben, uns überhaupt nicht an die Situation erinnern zu können. Solche sogenannten *dissoziativen Symptome* sind vor allem Menschen mit traumatischen Erfahrungen vertraut. Sie gelten als Schutzmechanismen der Psyche, welche darauf hinweisen, dass das Ausmaß der Emotionen zu hoch war, um verarbeitet werden zu können.

*Mögliche Lösung:* In aller Regel helfen intensive Sinnesreize, einen solchen Zustand der Dissoziation zu beenden. Beispiele hierfür können sein: kaltes Wasser über die Arme laufen lassen, etwas Scharfes oder sehr Saures essen, intensive körperliche Betätigung wie Kniebeugen oder Liegestütze. Diese gezielt angewendeten *Skills* dienen dabei nicht dem Zweck, die beteiligten Emotionen zu vermeiden (d.h., durch sie wird keine Neutralisierung erzielt wie durch den Zwang). Vielmehr wird hierdurch die Aufmerksamkeit auf das „Hier und Jetzt" und die konkrete Sinneserfahrung gelenkt - und somit eine konstruktive Lernerfahrung ermöglicht. In jedem Fall sollten Erfahrungen dieser Art in der Therapie angesprochen werden, auch um gegebenenfalls das weitere Vorgehen anzupassen. Die Übung war möglicherweise zu schwierig, sodass besser zunächst mit einer leichteren Übung weitergemacht werden sollte - zumindest so lange, bis eine ausreichende Erleichterung erreicht werden konnte.

**Merke**

Wenn Ihre Therapeutin oder Ihr Therapeut eine Ihrem Eindruck nach zu schwierige Übung vorschlägt, melden Sie dies bitte aktiv zurück. Expositionen sollten immer im Bereich „Das werde ich wahrscheinlich schaffen, später auch ohne Begleitung" liegen.

*Zu 4: Verhinderung des Lerneffekts durch Substanzgebrauch.* Expositionen verlangen die volle Aufmerksamkeit und Bereitschaft, eine emotionale Erfahrung zu machen. Diese Voraussetzungen können eingeschränkt sein, beispielsweise durch Substanzkonsum. Offensichtlich sollten Expositionen nicht unter dem Einfluss von Alkohol, Beruhigungsmitteln (z.B. Benzodiazepine; häufigstes Präparat: Tavor/Lorazepam) oder Drogen durchgeführt werden. Auch dämpfende Nebenwirkungen von Neuroleptika (Antipsychotika) können die Wirksamkeit von Expositionen beeinträchtigen.

*Mögliche Lösung:* Sollte eine Suchtproblematik bestehen, dann hat eine Entzugsbehandlung Vorrang vor der Durchführung einer Expositionsbehandlung der Zwänge. Sofern Psychopharmaka eingenommen werden, sollte in jedem Fall besprochen werden, ob diese die Durchführung von Expositionen beeinträchtigen können. Die Einnahme der bei Zwängen als erste Wahl eingesetzten Selektiven Serotonin-Wiederaufnahmehemmer (SSRIs) beeinträchtigt die Durchführung von Expositionen nicht. Im Gegenteil kann es sein, dass bei schweren Zwängen und sehr großer Angst eine Behandlung mit einem SSRI die anschließende Expositionsbehandlung erleichtert oder erst ermöglicht.

*Zu 5: Verzerrte Wahrnehmung.* Das Ausmaß von Emotionen und die Bewertung des Erfolgs einer Exposition kann durch eine verzerrte Wahrnehmung beeinflusst werden. Beispielsweise können in Expositionen Erfahrungen aktiviert werden, welche die Realitätswahrnehmung beeinflussen können (zu dissoziativen Symptomen siehe Punkt 3). Auch ein höheres Ausmaß an Depressivität kann die Wahrnehmung von Erfolg oder Misserfolg deutlich beeinflussen.

*Mögliche Lösung:* Verzerrungen dieser Art können durch eine therapeutische Begleitung der Exposition unmittelbar angesprochen und gegebenenfalls korrigiert werden. Sofern eine solche Begleitung nicht verfügbar ist, sollten Expositionen nachbesprochen werden, im Zweifelsfall auch mit einer wohlwollenden und in die laufenden Expositionen eingeweihten Bezugsperson oder Selbsthilfegruppe. Bei Vorliegen einer schwergradigen Depression sollte eine begleitende Behandlung der Depression (ggf. inklusive einer antidepressiven Medikation) erwogen werden.

*Zu 6: Unerwartete Ereignisse.* Unerwartete Ereignisse wie Unterbrechungen während der Exposition, vor allem wenn diese außer Haus oder in Gegenwart unbeteiligter Menschen stattfinden, welche nicht in das Expositionsvorhaben eingeweiht sind, können natürlich immer passieren. Auch kann eine laufende Therapie durch unvorhergesehene Ereignisse wie einen plötzlichen Krankheitsfall, einen Unfall oder ein familiäres oder berufliches Ereignis beeinflusst werden. Solche Ereignisse dürften im Regelfall in keinem Zusammenhang mit den Expositionen stehen (Vorsicht bei magischem Denken!), können aber das geplante Vorgehen behindern.

*Mögliche Lösung:* Die Therapie von Zwängen ist immer auch eine Auseinandersetzung mit der Realität. Unterbrechungen und Zufälle sind Teil des Lebens. Wo immer möglich, sollte jedoch Sorge getragen werden, solche Störeinflüsse zu minimieren. Beispielsweise sollte darauf geachtet werden, Unterbrechungen durch Handyanrufe auszuschließen. Bei Expositionen in der Öffentlichkeit kann helfen, sich eine plausible Erklärung *(„Cover Story")* bereitzulegen, falls sich nicht eingeweihte Personen einmischen sollten. Auch sollte sichergestellt sein, dass in einer Phase intensiver Expositionen möglichst keine planbaren Lebensereignisse wie Abschlussprüfungen, Jobwechsel oder Umzüge stattfinden. Es kann aber immer sein, dass die Realität eine Anpassung des Vorgehens verlangt.

#### 4.2.4.5 Praktische Erfahrungen bei der Durchführung von Expositionen

In der Regel ist es für Menschen mit einer Zwangsstörung eine Herausforderung, keine Kontrolle auf das Auftreten von Zwangsgedanken und beteiligte Emotionen auszuüben. Sehr häufig ist Sicherheits- und Vermeidungsverhalten derart automatisiert, dass es durch Betroffene selbst nur unvollständig ausgeschlossen werden kann. Aufgrund dessen ist mindestens zum Einstieg in die Expositionsübungen die Begleitung der Exposition durch geschulte Fachkräfte wirksamer als die ausschließlich selbstständige Exposition der Zwänge.

In jedem Fall sollte darauf geachtet werden, die Exposition mit einem kleinen Erfolgserlebnis abzuschließen und jede Annäherung an Angst und die Erweiterung eigener Handlungsmöglichkeiten als Fortschritt zu würdigen. In aller Regel ist es möglich, aus der anschließenden Auswertung der Erfahrungen Erkenntnisse abzuleiten, die bei der Gestaltung weiterer Expositionen sehr wertvoll sein können. Der folgende Kasten fasst hierfür noch einige praktische, im therapeutischen Alltag bewährte Tipps zur Maximierung des Behandlungserfolgs zusammen.

**Maximierung des Effekts von Expositionen**

1. *Das Zielverhalten muss klar sein!* Falls Bedenken bestehen, wie genau das Zielverhalten in den Expositionen aussehen soll, dann proben Sie vor der Exposition das „normale Verhalten" (z.B. mit der ganzen Hand eine Tür anfassen, nur einmal Seife beim Händewaschen

benutzen), d.h., machen Sie eine „Trockenübung“ ohne Anspruch an einen für Expositionen charakteristischen Spannungsverlauf.
2. *Neue Erfahrungen erinnerbar machen!* Um die Erinnerung und damit den Effekt der Exposition zu festigen, kann es zum Beispiel hilfreich sein, Handyfotos zu machen, die Übungen zum Beispiel in einem Kalender zu protokollieren und vertrauten Menschen von der Exposition zu berichten.
3. *Das „Momentum des Augenblicks“ nutzen!* Nicht selten ergibt sich innerhalb der Exposition die Möglichkeit, das geplante Vorgehen auf die Möglichkeiten des Augenblicks anzupassen: Bei guter Absprache zwischen Patientin und begleitender Therapeutin kann es beispielsweise hilfreich sein, innerhalb der Exposition den Schwierigkeitsgrad der Übungen zu variieren oder sich spontan ergebende Übungsmöglichkeiten einzubeziehen. Spontane Erfahrungen können sehr wirkungsvoll sein!
4. *Sabotierendes Verhalten beachten!* Leider hat unser Gehirn keine Absicht, neue Erfahrungen zu machen. Unsere Wahrnehmung und unser Verhalten funktionieren in hohem Maße selektiv, abhängig von unseren Erwartungen und Überzeugungen. Wenn wir erwarten, dass wir ohnehin nur scheitern können (z.B., „dass auch diese Therapie nur wieder nichts bringen wird“), dann besteht ein hohes Risiko, einen greifbar nahen Erfolg unabsichtlich durch eigenes Verhalten zu vereiteln. Beispiele: Sich viel zu hohe Ziele setzen, in viel zu geringer oder zu hoher Dosis üben (auch Leistungssportler brauchen Ruhephasen!), nur die Misserfolge wahrzunehmen oder nicht ausreichend fürsorglich mit sich umzugehen (z.B. ausreichend essen, trinken und schlafen).
   Stellen Sie sich die folgende paradoxe Frage: „Was müsste ich tun, damit meine Expositionen nicht gelingen? Was müsste ich denken, wie müsste ich mich verhalten oder die Rahmenbedingungen gestalten, um zu scheitern?“ Schreiben Sie einen (paradoxen) „Scheiterplan“ – Sie dürfen dabei ruhig ein bisschen übertreiben. Wenn Sie Ihre Fallstricke kennen, dann wird es Ihnen leichter fallen, sie zu umgehen.
5. *Humor hilft!* Lachen ist inkompatibel mit Angsthaben. Angst führt zu Kampf- oder Fluchtverhalten. Freude ermöglicht Neugier auf neue Erfahrungen. Humor verschafft Zugang zu positiven Gedanken und Gefühlen, welche angesichts der Anforderungen einer Expositionsbehandlung mindestens ebenso wichtig sein können wie die Toleranz gegenüber negativen Erfahrungen.

Früher ging man davon aus, dass die volle Einsicht in die Überwertigkeit der Befürchtungen eine Voraussetzung für die Diagnose einer Zwangsstörung und einer Expositionsbehandlung ist. In der Praxis müssen wir jedoch eher davon ausgehen, dass eine solche Einsicht im Verlauf der Zwangsstörung und abhängig vom akuten Ausmaß emotionaler Anspannung von Situation zu Situation durchaus schwanken kann.

Vor allem bei langjährig bestehenden Zwängen bzw. bei frühem Beginn der Zwänge kann die Einsicht in die Überwertigkeit der Zwangsbefürchtungen eingeschränkt sein. Entsprechend schwierig kann es sein, sich auf die Exposition und den Verzicht auf bewährte Strategien der Kontrolle unerwünschter Gedanken und Gefühle einzulassen. In diesen Fällen hat sich die begleitendende Anwendung von Strategien der Distanzierung von Zwangsgedanken bewährt (vgl. Kapitel 5.2).

Bei einem Teil der von Zwängen betroffenen Personen, vor allem bei Jugendlichen sowie Patientinnen und Patienten mit ausgeprägter emotionaler Instabilität, kann es sein, dass es an alternativen Fertigkeiten zum Umgang mit hoher emotionaler Anspannung fehlt. Anzeichen hierfür kann beispielsweise das Auftreten selbstverletzenden Verhaltens oder suizidaler Gedanken sein. In diesen Fällen kann es erforderlich sein, zunächst Fertigkeiten des Umgangs mit Spannung zu vermitteln (zu sogenannten *Skills-Trainings* vgl. Kapitel 4.4.1).

Abschließend stellt sich die Frage, in welchem Umfang gezielte Expositionen der Zwänge erforderlich sind und welches Ausmaß therapeutischer Begleitung hierbei sinnvoll ist. Nach aktueller Studienlage kann bei reinen Zwangserkrankungen (d.h. ohne bedeutsame Nebendiagnosen) eine Besserung von 70 bis 80 % der Belastung durchaus erreicht werden. Dabei ist es in aller Regel erforderlich, selbstständige Expositionen auch über die Dauer der professionell begleiteten Behandlung hinaus durchzuführen. So berichten viele genesene und deutlich gebesserte Patientinnen und Patienten, dass sie zum Erhalt des Erreichten auch Jahre nach dem erfolgreichen Abschluss der Therapie immer wieder selbstständig und gezielt Expositionen durchführen. Und nicht zuletzt: Die Einhaltung von Stichtagsabsprachen, d.h. der gezielte Verzicht auf Zwangshandlungen in zuvor zwangsbetroffenen Situationen, bedeutet eine kontinuierliche Konfrontation mit der Realität und die ständige Einübung normalen Verhaltens, was im Sinne der langfristigen Genesung absolut wünschenswert und in vielen Fällen sicher erforderlich ist!

Bezüglich der professionellen Begleitung von Expositionen empfehlen die aktuellen Behandlungsleitlinien eine Begleitung bis zu ca. 50 % Besserung der Zwänge. An diesem Richtwert orientieren sich auch die stationären Behandlungsprogramme, die eine therapeutische Begleitung der Zwangsexpositionen bis ca. 50 % Symptomreduktion anstreben (in der standardisierten Testdiagnostik ein Y-BOCS-Gesamtwert unter 12). Sollte diese nicht mithilfe eines einmaligen stationären Aufenthalts erreichbar sein, kann es durchaus sinnvoll sein, die stationäre Behandlung für mehrere Wochen bis Monate zur Alltagserprobung zu unterbrechen und einen zweiten stationären Behandlungsabschnitt zu planen (Intervallbehandlung).

*Rückmeldung zur stationären Expositionsbehandlung durch Patientinnen und Patienten.* In der Schön Klinik Roseneck haben wir im Juli 2022 eine kleine nichtrepräsentative Befragung unter stationär behandelten Patientinnen und Patienten mit einer Zwangsstörung durchgeführt. Sie sollten beantworten, was sie hilfreich an der stationären Behandlung ihrer Zwangserkrankung fanden. Tabelle 1 listet die Originalantworten von Patientinnen und Patienten auf, sortiert nach den einzelnen Elementen der Behandlung.

**Tabelle 1:** Rückmeldungen auf die Frage „Was war für Sie selbst bei der stationären Behandlung Ihrer Zwangserkrankung hilfreich?“ (Ergebnisse einer nichtrepräsentativen Befragung in der Schön Klinik Roseneck im Juli 2022)

| Rückmeldungen | Originalantworten von Patientinnen und Patienten |
|---|---|
| … zur Behandlung und ihrem Setting allgemein | • „Mir hilft es immer zu wissen, dass ich nicht alleine mit meinen Zwängen bin.“<br>• „… Personen mit ähnlichen Zwängen treffen und zu sehen, dass man nicht alleine ist.“ |
| … zur Vermittlung von Krankheits- und Behandlungswissen (Psychoedukation) | • „Sich bewusst machen: Hätten andere davor auch Angst?“<br>• „Gespräche mit Leuten über Normverhalten.“<br>• „Den schlimmsten Fall akzeptieren.“<br>• „Man selbst ist nicht der Zwang, uns macht so viel mehr aus.“<br>• „In sich gehen: Was will mir der Zwang eigentlich sagen?“ |

**Tabelle 1:** Fortsetzung

| Rückmeldungen | Originalantworten von Patientinnen und Patienten |
|---|---|
| ... zur Durchführung von Expositionen | • „Expos helfen mir auch sehr. Sie sind zwar sehr anstrengend, aber sie können auch Spaß machen, wenn sie erfolgreich sind.“<br>• „Über seinen eigenen Schatten springen und so viele Expositionen wie möglich machen, auch wenn die Angst groß ist.“<br>• „Ich habe mir für schwierige Alltagssituationen immer ein Drehbuch geschrieben. Das hat mir den Ablauf nochmal verdeutlicht und mir die Fallstricke bewusst gemacht.“<br>• „Expositionen, um dadurch eventuell auch zu erfahren, was hinter dem Zwang steckt.“<br>• „Exposition, die man kontinuierlich wiederholt.“<br>• „Die negativen Gefühle aushalten, da sie früher oder später abnehmen.“<br>• „Die Situation in der Exposition anzugehen, die mich am meisten stört und von der ich im Augenblick den meisten Nutzen habe.“ |
| ... zum Umgang mit Zwangsgedanken | • „Zwangsgedanken als solche wahrzunehmen (Gedanken sind nur Gedanken und nicht die Realität).“<br>• „Aushalten der Zwangsgedanken, ohne zu neutralisieren oder sich rückzuversichern.“<br>• „Meine Geschichte aufzuschreiben.“<br>• „Rational denken bzw. Defusion (es sind Gedanken, die nicht immer stimmen müssen).“<br>• „Realitätsprüfung – ändert es etwas, wenn ich diesen Zwang ausübe (beispielsweise bei magischem Denken)?“<br>• „Erkennen – benennen – weiter zum Ziel.“<br>• „Scharfer Kaugummi, wenn man eine sehr hohe Anspannung hat.“ |

### 4.2.5 Phase 3: Transfer in den Alltag

Stationäre Behandlungen haben den Vorteil, dass sie in der Regel in höherem Umfang spezifische Verhaltenstherapie anbieten können. Auch wird es Betroffenen dadurch ermöglicht, sich mit anderen Personen auszutauschen, die ebenfalls unter Zwängen leiden. Dieser Austausch ist für viele Betroffene sehr wichtig. Zudem kann im stationären Setting eine höhere Dosis an begleitender Exposition und Verhaltenstraining angeboten werden, als dies in einer ambulanten Behandlung möglich wäre. Da stationäre Therapien jedoch in aller Regel in einigem Abstand zum häuslichen Umfeld stattfinden, hat die Phase der Stabilisierung des Erreichten und der Vorbereitung auf den Wiedereinstieg in den Alltag („Transferphase", Phase 3) eine gesonderte Bedeutung. In einer ambulanten Therapie werden Phase 2 und Phase 3 bereits stärker überlappen. Die folgende Übersicht beschreibt die wichtigsten Aspekte zum Ende der Therapie.

#### 4.2.5.1 Videogestützte Heimexpositionen

Die hohe Bedeutung von Expositionserfahrungen im häuslichen Umfeld hat dazu geführt, dass dieser Aspekt ausdrücklich in die aktuelle Behandlungsleitlinie aufgenommen wurde (vgl. Kasten „Empfehlungen der aktuellen Behandlungsleitlinie zur Psychotherapie von Zwängen" auf Seite 57). Bei stationären Behandlungen ist aufgrund der oft sehr weiten räumlichen Entfernung eine persönliche therapeutische Begleitung von Expositionen im häuslichen Umfeld nur selten umsetzbar. Aus diesem Grund kommen zunehmend digitale Medien wie videogestützte Begleitung zum Einsatz, mit deren Hilfe Therapeutinnen und Therapeuten aus der ambulanten Praxis oder der Klinik heraus Expositionen live mittels eines Smartphones mit Kamera im häuslichen Umfeld begleiten können. Mittlerweile zeigen erste Studien, dass die videogestützte Begleitung von Heimexpositionen durchaus vergleichbar ist mit der tatsächlichen Anwesenheit einer Therapeutin oder eines Therapeuten bei der Heimexposition. Die Qualität der therapeutischen Begleitung per Video wird von Teilnehmerinnen und Teilnehmern als durchaus vergleichbar bewertet (Netter et al., 2018).

Für die Zukunft sind in diesem Bereich einige vielversprechende Entwicklungen zu erwarten – nicht zuletzt stimuliert durch die enorme Ausweitung des Einsatzes digitaler Medien im Rahmen der COVID-19-Pandemie. So ist durchaus vorstellbar, dass die Vielzahl der mittlerweile verfügbaren datensicheren Videosprechstunden-Portale sehr gut auch zur Durchführung von Expositionen in alltagsnahen Situationen eingesetzt werden können. Außerdem darf für die Zukunft erwartet werden, dass zunehmend Apps (z. B. zur Erstellung von Verhaltensprotokollen mit der Möglichkeit des Feedbacks durch Therapeutinnen und Therapeuten), digitale Sprechstunden, spezifische onlinebasierte Einzeltherapie und Angehörigengespräche, internetbasiertes Informationsmaterial und überregionale digitale Diskussionsforen entwickelt werden.

#### 4.2.5.2 Umgang mit Rückfällen

Auch bei fachgerechter und erfolgreicher Behandlung der Zwänge kann es durchaus zu Rückfällen kommen. Vor allem bei emotionalem Stress infolge von belastenden Lebensereignissen und Entwicklungsschritten wie Auszug aus dem Elternhaus, Einstieg in den Beruf, erste Partnerschaft, Geburt eines ersten Kindes oder Trennungserfahrungen kann es passieren, dass die Zwänge wieder auftreten. Um mit Rückfällen gut umgehen zu können, hat es sich bewährt, auf Anzeichen für Rückfälle zu achten: Diese können sich beispielsweise in einer vermehrten gedanklichen Beschäftigung mit Zwangsbefürchtungen, einer vermehrten Häufigkeit und Dauer von Zwangshandlungen oder einem zunehmenden sozialen Rückzug und einer vermehrten Vermeidung von Alltagssituationen äußern. Rückfälle können aber auch ein Hinweis darauf sein, dass möglicherweise wichtige aufrechterhaltende Faktoren des Zwangs, wie zum Beispiel fortbestehendes Vermeidungsverhalten, zwangsbezogene Überzeugungen oder ungelöste zwischenmenschliche Konflikte, noch nicht ausreichend bewältigt sind und daher eine erneute Aufmerksamkeit und therapeutische Bearbeitung erfordern.

**Merke**

Der Zwang versucht in Krisenzeiten, Ihr bester Freund zu sein: „Wenn es dir dreckig geht, helfe ich dir wieder ganz schnell mit den schlechten Gefühlen". Lassen Sie sich dadurch nicht täuschen!

In Phasen des Wiederauftretens von Zwängen bewährt sich, wenn im Rahmen der Therapie die Inhalte der Bewältigung von Zwängen (vgl. Kapitel 4.2.3) ausführlich vermittelt wurden und wenn wieder gezielte Expositionen durchgeführt werden. Auch kann es erforderlich sein, das Ausmaß der Belastung durch eine ausreichende Regeneration zu entschärfen, in einem hilfreichen Austausch mit Bezugspersonen zu bleiben und Unterstützungsquellen zu aktivieren, inklusive Wiederaufnahme einer fachgerechten Behandlung. Auch der Austausch in einer Selbsthilfegruppe (vgl. Kapitel 4.5) wird vielfach als hilfreich erlebt.

**Merke**

Der Zwang verursacht in großem Maße, was er angeblich verhindern will: Leiden.

Nicht selten kann es bei Ausschleichversuchen der Medikation zu einer Verstärkung von Ängsten und Zwängen kommen, sodass zu prüfen ist, ob die Medikation gegebenenfalls wieder höher dosiert oder angepasst werden sollte (vgl. Kapitel 4.3). Es ist hingegen nicht hilfreich, bei sich oder anderen die Schuld für einen Rückfall zu suchen, sich für das Versagen zu verurteilen, oder die Bemühungen um ein möglichst zwangfreies Leben aufzugeben. Eine kreative Möglichkeit der Vorbereitung auf zukünftige Schwankungen der Symptomatik kann auch darin bestehen, im Anschluss an eine erfolgreiche Therapie einen Brief an sich selbst zu formulieren, der an hilfreiche Strategien des Umgangs mit dem Zwang erinnern und es erleichtern kann, an Erreichtes anzuknüpfen (vgl. Beispiel in Abbildung 11).

**Merke**

Auch im Anschluss an eine erfolgreiche Therapie ist in aller Regel die selbstständige Fortführung von Expositionen und die Einhaltung von Stichtagsabsprachen erforderlich. Selbst Patientinnen und Patienten mit sehr gutem Behandlungserfolg berichten von Rückfällen in zwanghaftes Verhalten, die erneute (in vielen Fällen dann selbstständige) Expositionsübungen erforderlich machen.

#### 4.2.5.3 Einbezug von Angehörigen

Wie bereits erwähnt, haben Zwänge oft erhebliche Auswirkungen auf das Zusammenleben in Partnerschaft und Familie. Anhaltende Spannungen in Partnerschaft und Familie können ebenso zur Aufrechterhaltung der Zwänge beitragen wie der Einbezug von Angehörigen in Zwangsrituale und Rückversicherungsverhalten. Wo immer möglich, bewährt sich daher

Liebes zukünftiges Ich,

wenn du dies hier liest, werden seit deiner Entlassung aus der Klinik schon einige Wochen oder Monate vergangen sein. Ich hoffe sehr, dass es dir gut geht. Ich schreibe dir diese Zeilen aus den letzten Tagen deiner Therapie, weil ich sicherstellen möchte, dass du dich auch in schwierigeren Zeiten, wenn dein Zwang sich mal wieder bei dir meldet, an ein paar wichtige Punkte erinnerst, die dir in deiner Behandlung wertvoll waren.

Erinnerst du dich zum Beispiel daran, wie es dir ging, als du dich zur Therapie angemeldet hast? Der Zwang hatte praktisch dein ganzes Leben, einen großen Anteil deiner Zeit und weite Bereiche deines sozialen Lebens bestimmt. Es gab wirklich nicht mehr viel, was du selbst entscheiden konntest. So weit willst du es nie wieder kommen lassen! Die ersten Tage in der Klinik waren hart. Alles neu, alles anders, da hat sich vor allem dein Zwang sehr gesträubt. Als würde es ihm gar nicht passen, dass du ihn loswerden wolltest (vielleicht passiert das auch heute noch gelegentlich, wenn du diese Zeilen hier liest). Und weißt du noch, wie es dir ging, als dir die Therapeutin die anstehenden Expositionen erklärt hat? „Was für ein Irrsinn!", hast du (oder war das dein Zwang?) zunächst gedacht. Da solltest du quasi das Gegenteil von dem machen, was dein Zwang die ganze Zeit von dir verlangt hat.

Aber du hast dich überwunden. Du hast dich an die vermittelten Schritte gehalten, auch wenn du es erstmal selbst nur schwer glauben konntest. An die ersten Expositionen wirst du dich sicher noch lange erinnern. Was für eine Achterbahn. Erstmal sehr viel Angst, und dann aber auch nach und nach Erleichterung. „Was ich jetzt wieder kann, will ich nie wieder hergeben", hast du dir gesagt, und dir wirklich Mühe gegeben, die „Stichtage" einzuhalten. Auch wenn du manchmal sehr geflucht hast (oder war es dein Zwang, der da geflucht hat?). Immer wieder musstest du dir klarmachen, wofür du dir das alles antust: Um endlich frei zu sein!

Heute, zum Ende deines Klinikaufenthaltes, geht es dir viel besser. Um etwa 70% konntest du deinen Zwang reduzieren, so hast du heute mit deiner Therapeutin geschätzt. Damit sollte im Alltag schon wieder sehr viel mehr möglich sein. Das bedeutet aber auch, dass noch 30% Rest verbleibt. Wie frei vom Zwang du dauerhaft wirklich wirst, das wird erst die Zukunft daheim zeigen (das wirst du mittlerweile besser beurteilen können). Und was du daraus machst.

Bleib bitte unbedingt dran! Lass dich auch von Rückschlägen nicht unterkriegen! Stell dich deinen Ängsten und mach weiter deine Expositionen. Vor allem, wenn dich der Zwang in schwachen Momenten mal wieder zu überzeugen versucht. Lass dich auch nicht auf seine Versuchungen ein. Er hat noch nie gehalten, was er versprochen hat! „Immer auf Nummer sicher gehen", hat er dir diktiert – und dir im Grunde nur Verunsicherung beschert. Erst die Erfahrung, dass du dem Zwang widerstehen kannst, hat dich wirklich stark gemacht. Auch die ewige Heimlichkeit hast du in der Klinik überwunden. Gut, dass du deine Freunde und Familie eingeweiht hast – damit sie dich unterstützen können. Du weißt, wo du Hilfe bekommen kannst. Es liegt nun an dir, Hilfe anzunehmen.

Ich bin sehr neugierig darauf, wie es dir nun geht. Pass weiter gut auf dich auf,
dein Ich

**Abbildung 11:** Brief an mich selbst (Beispiel)

der Einbezug von Partnern und Familie in die Therapie. Ein wesentlicher Schritt kann darin bestehen, Angehörige über die Zwänge und die Ansatzmöglichkeiten der Behandlung der Zwänge zu informieren, sodass diese eine Chance haben, die Behandlung zu unterstützen (z.B. den Abbau von Vermeidungsverhalten). Seien Sie auch darauf vorbereitet, dass die angestrebten Veränderungen in der Therapie auch für die Partnerin oder den Partner sowie andere Angehörige einige Veränderungen mit sich bringen können, welche ebenfalls im Angehörigengespräch zum Thema werden sollten.

#### 4.2.5.4 Nachsorge, insbesondere Fortführung ambulanter Psychotherapie

Zwangsstörungen erfordern im Regelfall eine längerfristige ambulante Psychotherapie. Sofern vor einer intensiven stationären Behandlung noch keine ambulante Behandlung erfolgt ist, sollte diese im Anschluss an die stationäre Phase angestrebt werden. Sehr oft ergeben sich im Verlauf der stationären Behandlung weiterführende und zur Vorbeugung von Rückfällen relevante Therapieziele, die in einer ambulanten Weiterbehandlung bearbeitet werden sollten. Zugangswege zu ambulanter Psychotherapie werden in Kapitel 4.1 erläutert, eine Liste hilfreicher Kontaktadressen finden Sie im Anhang auf Seite 178.

##### Bedarf an schulischer/beruflicher Unterstützung und Sozialberatung

Bedingt durch die Schwere der Alltagseinschränkungen bei Zwängen und den oftmals frühen Erkrankungsbeginn im Jugendalter und jungen Erwachsenenalter kann es zu Beeinträchtigungen der schulischen und beruflichen Ausbildung kommen. Zwänge sind mit einem erhöhten Risiko verbunden, die schulische und berufliche Ausbildung frühzeitig abzubrechen. Misserfolgserlebnisse in der Ausbildung, Einschränkungen der Berufslaufbahn und der normalen Teilhabe am Erwerbsleben können das Selbstbewusstsein und die normale Entwicklung sozialer und emotionaler Fertigkeiten beeinträchtigen und den weiteren Krankheitsverlauf negativ beeinflussen.

Daher ist bei der Behandlung von Zwängen unbedingt auch an Sozialberatung und schulischen bzw. beruflichen Unterstützungsbedarf zu denken.

Anlaufstellen hierfür sind beispielsweise die örtlichen *sozialpsychiatrische Dienste (SPDi), schulpsychologische Beratungsstellen* und *Integrationsfachdienste (IFD)*, die zum Beispiel Zugang zu *Berufsbildungswerken* und *Rehabilitationseinrichtungen für psychisch Kranke (RPK)* vermitteln können. Neben diesen schulischen und beruflichen Unterstützungsmöglichkeiten kann es in schweren Fällen auch sinnvoll sein, zu prüfen, ob Unterstützungsbedarf bei der Beantragung eines *Grades der Behinderung (GdB)* oder einer *Erwerbsunfähigkeitsrente (EU-Rente)* besteht. Bei schweren Alltagseinschränkungen kann auch erhöhter Unterstützungsbedarf in Form von betreutem Wohnen bestehen, zum Beispiel einer *therapeutischen Wohngruppe (TWG)*, einer *gesetzlichen Betreuung* oder *Soziotherapie*.

## 4.3 Medikamentöse Therapie

Zwangsstörungen können auch mit Psychopharmaka behandelt werden. Es gibt allerdings nur eine Gruppe von Psychopharmaka, die sich als (mäßig) wirksam gegen die Symptome von Zwangsstörungen erwiesen haben: die *Selektiven Serotonin-Wiederaufnahmehemmer* (engl. *„selective serotonin reuptake inhibitors", SSRI*). Diese Gruppe von Medikamenten wird seit vielen Jahrzehnten vorrangig auch zur Behandlung von Depressionen eingesetzt. Sie werden daher der Stoffgruppe der Antidepressiva zugeordnet, auch wenn sie bei Zwangsstörungen nicht primär aufgrund ihrer stimmungsaufhellenden und antriebssteigernden Wirkung eingesetzt werden.

Ihre Bezeichnung „Selektive Serotonin-Wiederaufnahmehemmer" bedeutet, dass sie im Gehirn gezielt den Stoffwechsel von Serotonin beeinflussen. Serotonin ist ein Botenstoff, der bei Erregung von Nervenbahnen in den Spalt zwischen einer Nervenzelle und seinen Verbindungen ausgeschüttet wird und von den Nervenendigungen *(Synapsen)* wieder aufgenommen wird. Diese Wiederaufnahme wird durch die Medikamente gehemmt, wodurch das verfügbare Serotonin in höherer Menge und länger zwischen den Nervenzellen verbleibt und das Serotonin-System insgesamt angeregt wird. Die Einnahme solcher Medikamente führt im Durchschnitt zu einer etwa 20- bis 30-prozentigen Linderung der Zwänge, wobei dieser Effekt nicht in den ersten Wochen der Behandlung, sondern frühestens nach vier Wochen beginnt und meist nach etwa sechs bis acht Wochen deutlicher zu spüren ist.

**Merke**

Selektive Serotonin-Wiederaufnahmehemmer (SSRI) als Medikamente der ersten Wahl führen im Durchschnitt zu 20 bis 30 % Besserung der Zwänge, ihre Wirkung wird meist nach sechs bis acht Wochen kontinuierlicher Einnahme spürbar.

Tabelle 2 gibt eine Übersicht über die empfohlenen Medikamente bei Zwangsstörungen. Dabei kann unterschieden werden, welche Medikamente als erste Wahl bzw. als Alternativen (zweite Wahl) oder zur zusätzlichen Wirkungsverstärkung *(Augmentation)* eingesetzt werden können.

## Wie macht sich die Wirkung der Medikamente bemerkbar?

Ob eine einzelne Person auf ein Medikament anspricht, ist von Mensch zu Mensch unterschiedlich, mit anderen Worten: auch eine Glückssache. Manche Menschen reagieren mit einer deutlichen Verbesserung auf das Medikament, andere dagegen gar nicht.

Diejenigen, die unter Medikamenten eine Linderung von Zwängen verspüren, berichten meist:

- „Ich konnte besser Widerstand gegen die Zwänge leisten."
- „Der Druck, die Handlungen ausführen zu müssen, war nicht mehr so groß. Die Zwangsgedanken traten zwar noch auf, sie waren aber nicht mehr so bedrückend."
- „Die Stimmung ist besser geworden und die Ängste waren nicht mehr so stark, daher bin ich insgesamt besser mit den Zwängen zurechtgekommen".

## Sind alle zugelassenen Medikamente gleich gut wirksam?

Wissenschaftlichen Studien und auch unserer klinischen Erfahrung zufolge gibt es keine Unterschiede in der Wirksamkeit der verschiedenen Selektiven Serotonin-Wiederaufnahmehemmer. Wobei es natürlich immer sein kann, dass einzelne Personen auf ein Medikament etwas besser ansprechen als auf ein anderes, was auch mit der Verstoffwechselung zusammenhängen kann.

**Tabelle 2:** Übersicht über empfohlene Medikamente in der Behandlung von Zwangsstörungen

| Substanz | | Substanzklasse | Maximale Dosis |
|---|---|---|---|
| *1. Wahl:* Selektive Serotonin-Wiederaufnahmehemmer (SSRI) | Fluvoxamin* | SSRI | 300 mg |
| | Paroxetin* | SSRI | 60 mg |
| | Fluoxetin* | SSRI | 80 mg |
| | Sertralin* | SSRI | 200 mg |
| | Citalopram* ° | SSRI | 40 mg |
| | Escitalopram* ° | SSRI | 20 mg |
| *2. Wahl:* Serotonin-Wiederaufnahmehemmer (SRI) aus der Klasse der trizyklischen Antidepressiva (TZA) | Clomipramin* | Trizyklisches Antidepressivum (TZA) | 225 mg |
| Bei Nicht-Ansprechen auf SSRI (Behandlungsversuch über sechs Wochen) | Aripiprazol | Atypisches Antipsychotikum | 5–15 mg |
| | Risperidon | Atypisches Antipsychotikum | 0,5–3 mg |

*Anmerkungen:* * Für die Behandlung von Zwangsstörungen in Deutschland zugelassen; In Einzelfällen wurden, z. B. bei Patientinnen und Patienten mit niedrigen Plasmaspiegeln *(fast metabolizer)* oder bei ungenügender Wirkung und guter Verträglichkeit höhere als die üblichen Dosierungen verwendet; ° Wegen seltener Herz-Kreislauf-Komplikationen (QT-Verlängerungen) liegt seit 2011 für Escitalopram die maximale Dosis bei 20 mg und für Citalopram bei 40 mg. Der Begriff der QT-Verlängerung entstammt dem Fachbereich der Kardiologie und beschreibt ein Überschreiten der physiologischen intraventrikulären Erregungsdauer des Herzens, der QT-Zeit.

Leichte Unterschiede gibt es allerdings bei der Verträglichkeit, größere Unterschiede bei Wechselwirkungen der Medikamente mit dem Stoffwechsel anderer Medikamente. Bei jungen Menschen, die meist keine anderen Medikamente regelmäßig einnehmen, spielen Wechselwirkungen keine große Rolle. Bei älteren Menschen, die oft zusätzlich Medikamente gegen Bluthochdruck und andere körperliche Erkrankungen einnehmen, kann es sehr wohl eine Rolle spielen, welches Präparat eingenommen wird. Hier sind die Medikamente *Escitalopram* und *Sertralin* besser geeignet, im Alter hat Sertralin aufgrund der geringsten Wechselwirkungen mit anderen Medikamenten den größten Vorteil.

## Wann sind Medikamente zu empfehlen?

Medikamente sind nicht die wirksamste Behandlungsform bei Zwängen. Die in diesem Ratgeberband ausführlich vorgestellte spezifische Verhaltenstherapie mit Exposition ist bei weitem die wirksamste und auch nachhaltigste Therapieform. Aus diesem Grund wird in den Behandlungsleitlinien (AWMF, 2022) empfohlen, dass Medikamente nur angewendet werden sollen, wenn:

- kognitive Verhaltenstherapie mit Exposition nicht gewirkt hat (Achtung: Die Expositionen müssen auch richtig durchgeführt worden sein!),
- diese Form der spezifischen Psychotherapie nicht verfügbar ist oder Betroffene sie ablehnen,
- die Zwänge so schwer ausgeprägt sind, dass eine kognitive Verhaltenstherapie nicht durchführbar ist,
- Betroffene eine medikamentöse Behandlung vorziehen (z. B., weil Psychotherapie abgelehnt wird).

Darüber hinaus erweist sich eine Kombinationsbehandlung von Expositionstherapie mit SSRI-Medikation als vorteilhaft:

- bei schwergradigen Zwangsstörungen,
- bei hoher Belastung primär durch Zwangsgedanken,
- bei einer genetischen Vorbelastung (d. h. einer familiären Häufung von psychischen Erkrankungen in der Familie),
- bei Vorliegen von Nebendiagnosen, für welche der Einsatz serotonerger Medikamente zu empfehlen ist (z. B. schwergradige Depressionen).

### Fallbeispiel

Eine 23-jährige junge Frau litt an so schweren Kontaminationsängsten und verbrachte den Großteil des Tages mit Waschzwängen im Badezimmer. Versuche, eine Psychotherapie zu beginnen, scheiterten daran, dass sie aufgrund ihrer Kontaminationsängste nicht bereit war, überhaupt eine Praxis zu betreten. In diesem Fall war eine medikamentöse Behandlung absolut unerlässlich und führte nach drei Monaten dazu, dass die Zwangshandlungen und Zwangsgedanken weniger schwer ausgeprägt waren. Sie war dadurch in der Lage, eine Praxis aufzusuchen und mit einer Psychotherapie zu beginnen.

## Worauf muss bei einer medikamentösen Therapie geachtet werden?

Wenn ein Behandlungsversuch mit einem Medikament unternommen wird, dann sollte dieser so durchgeführt werden, wie es dem Stand der Wissenschaft entspricht und die Ärztin oder der Arzt empfiehlt. Es ist zu beachten, dass in den ersten vier Wochen der Behandlung keine positiven Effekte in Bezug auf die Zwänge zu erwarten sind, sondern eher nur Nebenwirkungen der Behandlung. Insbesondere in der Anfangsphase können Unruhe, Nervosität und Ängste temporär auch verstärkt werden, vor allem wenn die Dosis zu schnell gesteigert wird. Der positive Effekt gegen die Zwänge beginnt frühestens nach vier Wochen und steigert sich allmählich bis zu einer maximalen Wirkung nach drei Monaten.

Tritt hingegen nach drei Monaten keine positive Wirkung ein – eine regelmäßige Einnahme in ausreichender Dosierung vorausgesetzt – dann sollte das Medikament auch wieder abgesetzt werden, da es nicht sinnvoll ist, dauerhaft ein unwirksames Medikament weiterhin einzunehmen. Wenn möglich, kann nach drei Monaten auch der Wirkstoffspiegel des Medikamentes im Blut überprüft werden. Manche Menschen haben einen so schnell arbeitenden Stoffwechsel, dass trotz regelmäßiger Einnahme kein ausreichend hoher Wirkstoffspiegel im Blut aufgebaut wird. Gegebenenfalls muss in einem solchen Fall noch einmal die Dosis erhöht werden, um nach weiteren vier bis acht Wochen zu prüfen, ob das Medikament nicht doch wirkt.

## Mit welchen Nebenwirkungen der Medikamente muss gerechnet werden?

Nebenwirkungen sind in den Beipackzetteln beschrieben, allerdings leider zumeist nicht in einer Weise, die für die Betroffenen hilfreich ist. Erfahrungsgemäß ist zwischen Nebenwirkungen, die vor allem in der Anfangsphase der Behandlung auftreten, und Nebenwirkungen bei langfristiger Einnahme der Medikamente zu unterscheiden. So treten beispielsweise Unruhe und Magen-Darm-Symptome wie Übelkeit oder auch Durchfall insbesondere in der Anfangsphase der Therapie auf, lassen oft nach Wochen und Monaten der Behandlung jedoch nach. Relevanter sind dann Nebenwirkungen, die meist erst bei längerer und langfristiger Einnahme der Medikamente auftreten, wie z.B. eine Minderung sexueller

Funktionen (Verlust der sexuellen Lust, Funktionsstörungen), Gewichtszunahme bei mehr als der Hälfte der Personen, emotionale Einschränkungen (emotionale Taubheit) und vor allem Verschlechterungen nach dem Absetzen der Medikamente.

Aktuell wird unter Expertinnen und Experten die Bedeutung von Absetzeffekten bei Antidepressiva kontrovers diskutiert. Eine Verschlechterung der Symptome nach Absetzen des Medikamentes könnte einerseits eine Wiederkehr der Symptome darstellen, welche vor der Erkrankung bestanden. Andererseits wird auch diskutiert, dass nach Absetzen der Medikamente die Symptome noch schlechter werden können, als sie vor Einnahme der Medikamente waren. Auch können neue psychische Symptome wie Depressionen auftreten, auch wenn diese vorher nicht bestanden.

Ein Grund dafür könnte sein, dass sich das Gehirn an den Einfluss des Medikamentes angepasst hat und nach dem Absetzen mit einer Gegensteuerung reagiert. Man nennt dieses Phänomen „Rebound-Effekt". Es spricht aus heutiger Sicht einiges dafür, dass es solche Rebound-Effekte gibt, aber sie sind leider noch nicht gut durch Studien erforscht. Verfechter der Pharmakotherapie argumentieren, dass eine Verschlechterung der Symptome nach Weglassen der Medikamente einfach nur ein Ausdruck der Wiederkehr der Erkrankung darstellt.

**Merke**

Aktuell werden Nachteile einer längerfristigen Einnahme von Antidepressiva kontrovers diskutiert. Daher sollten Medikamente nur bei eindeutiger Indikation eingesetzt werden, möglichst in Kombination mit Verhaltenstherapie mit Expositionen als Therapieverfahren der ersten Wahl.

## Wie lange können bzw. sollen Medikamente genommen werden?

Die Behandlungsleitlinien besagen, dass bei positiver Wirkung, welche nach drei Monaten Therapie überprüft werden soll, die Medikamente für etwa ein bis zwei Jahre weiter eingenommen werden und dann ganz langsam wieder abgesetzt werden sollen. Meist sind Zwangserkrankungen eher chronische Erkrankungen und treten nicht nur phasenweise (als Episoden) auf. Aus diesem Grund werden die Medikamente oftmals viel länger als nur für ein bis zwei Jahre verordnet, oft über Jahrzehnte. Aus heutiger Sicht muss man kritisch sehen, dass es nicht erwiesen ist, dass die Langzeiteinnahme von Medikamenten sinnvoll ist. In jedem Fall sollte auch bei Vorliegen einer positiven Wirkung von Medikamenten eine fachgerechte Psychotherapie (kognitive Verhaltenstherapie mit Exposition) durchgeführt werden.

**Merke**

Auch bei längerfristiger Einnahme von Medikamenten sollte der therapeutische Nutzen von Medikamenten überprüft werden. Bei einer Entscheidung für einen Absetzversuch sollte dieser unter Berücksichtigung möglicher Absetzphänomene, in möglichst langsamen Schritten und mit ausreichender therapeutischer Begleitung stattfinden.

## Gibt es noch andere Medikamente außer den SSRI?

Es ist eine Besonderheit dieses Krankheitsbildes, dass offensichtlich ausschließlich solche Antidepressiva bei Zwangsstörungen wirksam sind, die eine starke Wirkung auf das Serotonin-System haben. Neben den bereits erwähnten Selektiven Serotonin-Wiederaufnahmehemmern (SSRI) gibt es noch einige andere Antidepressiva, die ebenso wie die Selektiven Serotonin-Wiederaufnahmehemmer diese starke Wirkung auf das Serotonin-System haben und daher auch bei Zwangsstörungen wirksam sind: *Clomipramin,* ein schon seit 60 Jahren im Handel befindliches sogenanntes *trizyklisches Antidepressivum (TZA),* und *Venlafaxin,* ein Antidepressivum, welches eine starke Serotoninwirkung hat, aber auch auf die Botenstoffe Noradrenalin und Dopamin wirkt.

Diese Medikamente sind aber nicht besser oder stärker wirksam als die SSRI und daher nicht die Medikamente der ersten Wahl bei Zwangsstörungen. In Einzelfällen, wenn zum Beispiel die Zwangserkrankung sehr schwer ausgeprägt ist, SSRI zwar gewirkt haben, aber nicht ausreichend gut, wurden auch bereits Kombinationstherapien durchgeführt, indem zum Beispiel eine kleinere Dosis Clomipramin zusätzlich gegeben wurde. Manchen Patientinnen und Patienten hat dies dann noch einmal zusätz-

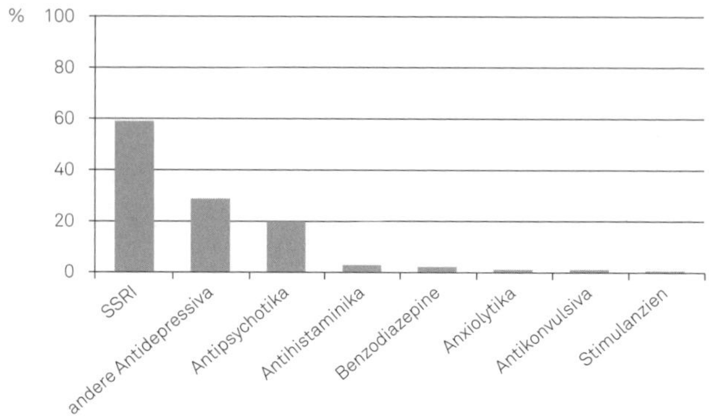


**Abbildung 12:** Einnahme von Medikamenten zur Behandlung von Zwangsstörungen (nach Wirkstoffgruppen von Psychopharmaka; aus Voderholzer et al., 2015; SSRI = Selektive Serotonin-Wiederaufnahmehemmer)

lich geholfen. Allerdings sollten solche Therapien – wie alle medikamentösen Therapien – nur in Rücksprache mit einer Ärztin oder einem Arzt und unter sorgfältiger Überwachung erfolgen.

Es gibt noch eine weitere Gruppe von Medikamenten (vgl. Abbildung 12), zu denen viele Studien bei Zwangsstörungen durchgeführt wurden: die sogenannten Antipsychotika, d.h. Medikamente, die bei Psychosen eingesetzt werden und in niedrigerer Dosis auch bei Zwangsstörungen verwendet werden. Alle Studien sind bisher so durchgeführt worden, dass diese Medikamente als Zusatztherapie zu Selektiven Serotonin-Wiederaufnahmehemmern im Sinne einer Wirkverstärkung (einer sogenannten *Augmentation*) überprüft wurden. Bei einem Teil der betroffenen Patientinnen und Patienten kann eine solche Zusatztherapie mit einem Antipsychotikum nochmals eine leichte Symptomlinderung hervorrufen, sie sollte allerdings nur über sechs Wochen durchgeführt werden. Wenn die Zusatztherapie nach sechs Wochen nicht wirksam war, sollte sie wieder abgesetzt, also nur bei gutem Effekt weitergeführt werden.

Weltweit wird auch an anderen Medikamenten geforscht, und man hat schon seit vielen Jahren die Hoffnung, dass Medikamente, die das *Glutamat-System* im Gehirn beeinflussen, eine positive Wirkung haben könnten. Leider waren die Studienergebnisse mit solchen Medikamenten bisher sehr enttäuschend, und es zeichnet sich derzeit nicht ab, dass in den nächsten Jahren neue wirksame Medikamente auf den Markt kommen werden.

Aktuell erkundigen sich sehr viele Menschen mit Zwangsstörungen, ob *Cannabis* oder Medikamente, die Cannabis-ähnliche Wirkungen haben, für Zwangsstörungen geeignet sind. Wir möchten ausdrücklich davon abraten, solche Medikamente oder Cannabis bei Zwangsstörungen einzusetzen. Es gibt keine Belege dafür, dass Cannabis oder Cannabisprodukte bei Zwangsstörungen wirksam sind. Cannabis hat zudem ein Abhängigkeitspotenzial und eine schädliche Wirkung auf das Nervensystem und erhöht die Neigung zur Entwicklung von Psychosen.

## Gibt es noch andere medizinische Behandlungsmethoden?

Da bei Zwangsstörungen von einer Überaktivität bestimmter Systeme im Gehirn ausgegangen wird (überaktive „Zwangsschleife" im Gehirn), hat man schon seit vielen Jahrzehnten versucht, durch Eingriffe in das Gehirn diese Hyperaktivität zu behandeln. Da die Zwangsstörung manchmal eine äußerst schwere Erkrankung sein kann, die das Leben so stark behindert und in seltenen Fällen alle Therapien wirkungslos bleiben, hat man früher Operationen durchgeführt, bei denen an bestimmten Schlüsselstellen des Gehirns Läsionen gesetzt wurden, zum Beispiel mit Gamma-Strahlen, um auf diese Weise die Hyperaktivität zu beeinflussen. Solche Vorgehensweisen sind inzwischen überholt.

Mittlerweile gibt es neuere Methoden, bei denen keine irreversiblen Läsionen gesetzt werden, sondern Elektroden in das Gehirn implantiert werden, um an gezielten Stellen mit einem schwachen elektrischen Strom das Gehirn zu stimulieren, und auf diese Weise die Hyperaktivität beteiligter Gehirnregionen zu beeinflussen. Dieses Verfahren heißt *Tiefe Hirnstimulation,* und es gibt neurologische Erkrankungen, bei denen diese Therapiemethode recht erfolgreich eingesetzt wird. Weltweit gibt es auch bereits ca. 1.000 Patientinnen und Patienten mit Zwangsstörungen, bei denen alle anderen Therapien nicht gewirkt haben und bei denen die Behandlungsmethode der Tiefen Hirnstimulation zum Einsatz kommt. Etwa die Hälfte der Patientinnen und Patienten hat nach einer solchen Operation Besserungen erfahren, allerdings nicht im Sinne einer Heilung, sondern allenfalls im Sinne einer Linderung. Die Implantation von Elektroden in das Gehirn ist natürlich ein erheblicher Eingriff, bei dem auch

Nebenwirkungen und Komplikationen auftreten können, auch Infektionen des Systems. Die überwiegende Mehrzahl der Betroffenen leidet weiterhin unter Zwängen, viele berichten jedoch, dass sie nach der Operation besser im Leben zurechtkommen.

### Welche weiteren auf den (Gehirn-)Stoffwechsel wirkenden Therapiemöglichkeiten gibt es?

In den letzten Jahrzehnten hat sich immer mehr gezeigt, dass *Sport* und *Bewegung* nicht nur für den Körper, sondern auch bei vielen psychischen Erkrankungen eine ausgesprochen positive Wirkung haben. Dies gilt insbesondere für Angststörungen und Depression. Und auch bei Zwangsstörungen hat sich gezeigt, dass nach intensiver sportlicher Betätigung die Betroffenen weniger Zwangsgedanken haben, als wenn sie in der gleichen Zeit etwas anderes ausgeübt haben. Alle Arten von sportlicher Betätigung sind daher bei Zwangsstörungen zu empfehlen.

## 4.4 Weitere Therapieverfahren

Die bislang beschriebenen Schritte der spezifischen Verhaltenstherapie sind im Regelfall für jede Behandlung von Zwangsstörungen zu empfehlen. Darüber hinaus können aufgrund der individuellen Konstellation der Symptomatik ergänzende Psychotherapieverfahren sinnvoll bzw. erforderlich sein. Im Folgenden werden zunächst einige Therapieverfahren vorgestellt, die zusätzlich in der Behandlung von Zwängen angewendet werden (vgl. Kapitel 4.4.1). Im Anschluss wird auf zentrale Ansatzpunkte in der Behandlung von Nebendiagnosen eingegangen, welche bei Zwängen häufig auftreten (vgl. Kapitel 4.4.2).

### 4.4.1 Ergänzende Psychotherapieverfahren

*Training sozialer Fertigkeiten.* Insbesondere frühe und langjährige Einschränkungen der Alltagsfähigkeit durch Zwänge können dazu führen, dass „normale“ soziale Fertigkeiten nur eingeschränkt entwickelt werden konnten. Damit kann es zu einem Erfahrungs- und Übungsmangel im Umgang mit sozialen Anforderungssituationen kommen. Viele junge Betroffene berichten auch von sehr negativen Erfahrungen mit Gleichaltrigen bis hin zu *Mobbing*, welche zu sozialen Ängsten und sozialem Rückzug geführt haben. In diesen Fällen haben Zwänge nicht selten eine zwischenmenschliche Funktion und ermöglichen, Distanzierung und Abstand zu schaffen (zu Funktionen von Zwängen vgl. Kasten „Die häufigsten psychischen Funktionen von Zwängen“ auf Seite 90). Trainings sozialer Fertigkeiten sind daher sehr häufig Bestandteil einer stationären Behandlung und Inhalt einer ambulanten Verhaltenstherapie. Hierbei wird gezielt der Umgang mit sozialen Anforderungssituationen geübt, beispielsweise die Kontaktaufnahme, Zuhörer- und Sprecherregeln, der Einsatz für persönliche Rechte und die Behauptung eigener Grenzen, Umgang mit Kritik oder auch das Annehmen von Lob.

*Akzeptanz- und Commitment-Therapie (ACT)*. ACT (ausgesprochen wie das englische Wort *„act“*) ist eine Weiterentwicklung der kognitiven Verhaltenstherapie und versteht sich als diagnoseübergreifender Behandlungsansatz. Ein Kerngedanke der ACT ist, dass psychische Störungen dann entstehen, wenn wir unangenehme Gedanken, Gefühle und Körperempfindungen vermeiden. Wir werden dadurch so starr und unflexibel, dass wir nicht mehr die Dinge tun können, die uns erfüllen. Das Ziel von ACT ist demnach, herauszufinden, was uns wirklich im Leben wichtig ist, und unsere innere Haltung so zu verändern, dass wir auch die unangenehmsten Gedanken, Gefühle und Körperempfindungen akzeptieren können – ohne auf langfristig hinderliche Vermeidungsstrategien, wie zum Beispiel Zwangshandlungen, zurückgreifen zu müssen. ACT wird zunehmend in die Behandlung von Zwangsstörungen integriert. Aktuelle Studien konnten beispielsweise zeigen, dass Expositionen umso erfolgreicher sind, je höhere diese innere Bereitschaft zur Akzeptanz unangenehmer Erfahrungen ist (vgl. Kasten „Bereitschaft zur Toleranz von unangenehmen Gedanken, Gefühle und Körperempfindungen bei der Expositionsbehandlung“ auf Seite 105).

*Achtsamkeitstraining (z.B. Mindfulness-Based Stress Reduction, MBSR)*. Dieser ebenfalls noch vergleichsweise neue Behandlungsansatz versteht Achtsamkeit als absichtsvolle, nicht wertende Aufmerksamkeitslenkung auf den gegenwärtigen Augenblick. Im Gegensatz dazu ist ein Merkmal der Zwangsstörung, dass die Aufmerksamkeit ungewollt auf aufdringliche Gedanken gelenkt wird. Diese werden als derart negativ oder bedrohlich bewertet, dass intensive Gefühle damit verbunden sind, welche durch eine Zwangshandlung neutralisiert werden müssen. Das Üben von Achtsamkeit kann helfen, sich von Zwangsgedanken und den damit zusammenhängenden Gefühlen zu distanzieren und ist deswegen ein gutes Hilfsmittel bei der Bewältigung von Zwängen (Külz, Barton & Voderholzer, 2016).

*Training von Fertigkeiten des Emotionsmanagements (z.B. Skills-Training).* Sofern die Zwänge beispielsweise auf Grundlage von einer Aufmerksamkeitsdefizit-/Hyperaktivitätsstörung (ADHS), traumatischen Erfahrungen oder einer Borderline-Symptomatik entwickelt wurden, benötigen Betroffene über die bislang dargestellten Inhalte zwangsstörungsspezifischer Therapie hinaus oft Unterstützung im Umgang mit emotionalem Hochstress. Die sogenannte *Dialektisch-Behaviorale Therapie* (*DBT*; nach Marsha Linehan) hat in den letzten Jahrzehnten in diesem Bereich die Behandlung revolutioniert. Ein zentraler Ansatzpunkt dieser Therapie besteht in der Vermittlung von „Hochstress-Fertigkeiten" (sogenannten *Skills*) als Alternativen zu Symptomverhalten (z.B. Zwangshandlungen oder selbstverletzendes Verhalten). Beispielinhalte dieser Therapie sind das Führen von Spannungsprotokollen und die Einübung von Skills wie Ablenkung, körperliche Betätigung, Musik oder die gezielte Nutzung intensiver sensorischer Reize (z.B. Igelball, Gerüche, kaltes Wasser). Auch die Förderung einer annehmenden Haltung gegenüber unerwünschten Gedanken, Gefühlen und destruktivem Verhalten ist ein zentraler Bestandteil dieses Therapieansatzes.

*Schematherapie bei Zwangsstörungen.* Die Schematherapie als neueres Behandlungsverfahren der kognitiven Verhaltenstherapie wurde federführend von dem Amerikaner Jeffrey Young entwickelt und von der Arbeitsgruppe um den Niederländer Arnoud Arntz weiterentwickelt. Ein Grundgedanke der Schematherapie besteht darin, dass frustrierte kindliche Grundbedürfnisse zu verzerrten Wahrnehmungs- und Verhaltensmustern (sogenannten *dysfunktionalen Schemata*) führen. Diese Schemata prägen vor allem die Beziehung zu sich selbst und zu anderen Menschen. Beispiele hierfür sind Schemata eigener Unzulänglichkeit, Misstrauen, eigener Verletzlichkeit oder auch unerbittlicher Standards an die eigene Leistung, welche in Anforderungssituationen des Erwachsenenalters das Erleben und Verhalten prägen. Psychische Symptome wie Zwänge, Depressionen oder auch selbstschädigendes Verhalten werden infolgedessen als Bewältigungsversuche (sogenannte *Bewältigungsmodi*) zum Umgang mit diesen gelernten Schemata angesehen. Beispielsweise können bei Zwängen intensive kindliche Modi (z. B. „das verletzliche Kind“ oder „das wütende Kind“) oder Erfahrungen mit sehr forderndem oder strafendem elterlichem Verhalten aktiviert werden, deren Spannung Betroffene mithilfe von Zwangssymptomen zu regulieren versuchen. Ein zentraler Bestandteil der Schematherapie besteht darin, beteiligte Bewältigungsmodi zu identifizieren und zu bearbeiten.

Die Schematherapie hat sich vor allem in der Behandlung von rigiden Persönlichkeitszügen als vielversprechender und gut wirksamer Ansatz bewährt. Therapeutische Ideen und Übungen der Schematherapie haben sich darüber hinaus auch in der Behandlung von Zwängen als sehr nützlich erwiesen, beispielsweise wenn Betroffene Schwierigkeiten beim Zugang zu Gefühlen zeigen (z. B. Bewältigungsmodus des „distanzierten Beschützers“) oder hartnäckig an der Notwendigkeit übertriebener Kontrolle festhalten (z. B. Bewältigungsmodus des „perfektionistischen Überkontrollierers“). Bislang liegen nur wenige wissenschaftliche Nachweise für die Wirksamkeit von Schematherapie bei Zwangsstörungen vor, sodass diese Therapieform voraussichtlich nicht die Behandlung mit Expositionen ersetzen wird. Die Methoden der Schematherapie können jedoch vor allem für die Bearbeitung zwischenmenschlicher Probleme bei Betroffenen hilfreich sein, die mithilfe von Expositionen bisher keine ausreichende Linderung ihrer Zwänge erreichen konnten.

*Entspannungsverfahren.* Von Zwängen Betroffene berichten deutlich gehäuft über eine anhaltende innere Unruhe und eine erhöhte emotionale und körperliche Anspannung. Entsprechend liegt der Einsatz von Entspannungsverfahren nahe. Die meisten Entspannungsverfahren wie zum Beispiel die *Progressive Muskelentspannung (PME)* oder das *Autogene Training (AT),* fördern vor allem die muskuläre Entspannung. Anhand strukturierter Übungen, beispielsweise bei der PME zur gezielten Anspannung und anschließenden Entspannung einzelner Muskelgruppen, wird in mehreren aufeinander aufbauenden Übungsstunden die Entspannungsfähigkeit trainiert. Während sich diese Verfahren als hochwirksam beispielsweise zur Behandlung chronischer Schmerzen erwiesen haben, gelten sie für die spezifische Behandlung von Zwängen als weniger wirksam und werden daher nur als ergänzende Therapieverfahren angewendet. Entspannungsverfahren allein werden sicher nicht ausreichen, um die mit Zwängen verbundene körperliche und emotionale Anspannung zu lindern. Kognitive Therapie und verhaltensbezogene Expositionen sind hierzu dauerhaft wesentlich wirksamer.

### 4.4.2 Behandlung häufiger Nebendiagnosen

Da Zwangsstörungen sehr häufig zusammen mit Nebendiagnosen (sogenannten *Komorbiditäten*) auftreten, können auch diese Nebendiagnosen eine gezielte Therapie erforderlich machen. Die folgenden Beispiele bilden nur eine Auswahl und eine stark verkürzte Übersicht über damit verbundene Behandlungsmöglichkeiten.

*Nebendiagnose einer depressiven Symptomatik.* Depressive Beschwerden im Rahmen einer Zwangsstörung sind zumeist dadurch bedingt, dass der hohe Zeitbedarf und die emotionale Belastung einer Zwangsstörung zu einem Verlust positiver Erfahrungen führen („Verstärkerverlust"). Daher gilt es, wieder Zugang zu positiven Erfahrungen zu schaffen. Symptome wie anhaltende Niedergeschlagenheit, Antriebsverlust, Freud- und Interessenverlust, erhöhte Grübelneigung oder Schlafstörungen können Symptome einer solchen depressiven Entwicklung sein. Mit der Besserung der Zwänge wird es Betroffenen in aller Regel wieder möglich, Zugang zu positiven Erfahrungen zu finden, d.h., durch die Besserung der Zwangssymptomatik kommt es häufig auch zu einer Besserung depressiver Symptome.

Sollte dies jedoch nicht ausreichen und sollten depressive Symptome trotz Besserung der Zwänge anhaltend vorhanden sein, dann ist auch an bewährte Therapieansätze der Behandlung von Depressionen zu denken. Zentrale Bestandteile der Behandlung von Depressionen sind beispielsweise der Aufbau von Aktivitäten (z.B. Einhaltung einer Tagesstruktur), sinnstiftende Tätigkeiten auszuüben und wieder verstärkt soziale Kontakte aufzunehmen. Auch Ausdauersport kann sehr hilfreich sein, um Stoffwechselprozesse anzuregen (vor allem die Botenstoffe Serotonin und Noradrenalin betreffend), die an depressivem Befinden beteiligt sind.

Darüber hinaus sind negative Gedankenkreisläufe und Grübeln sehr häufig an der Entstehung und Aufrechterhaltung von Depressionen beteiligt. Am wirksamsten ist es dann, depressive Denkmuster genauer zu beleuchten (mithilfe einer kognitiven Therapie). Auch können Übungen des *Achtsamkeitstrainings* sehr hilfreich sein, deren Wirksamkeit als Teil der Akzeptanz- und Commitment-Therapie (ACT) und der Mindfulness-Based Stress Reduction (MBSR) auch wissenschaftlich gut belegt ist.

*Nebendiagnose einer Angststörung.* Über die charakteristischerweise im Rahmen von Zwängen auftretenden Ängste hinaus können auch andere Angststörungen auftreten. Beispiele hierfür sind soziale Ängste *(Soziale Phobie)*, auf spezifische Situationen wie Menschenansammlungen bezogene Ängste *(Agoraphobie)*, spontane Angstattacken im Rahmen körperbezogener Ängste *(Panikstörung)* oder auf die Überzeugung, unter einer unerkannten körperlichen Erkrankung zu leiden, bezogene Ängste *(Hypochondrie)*. Die Verhaltenstherapie von Angststörungen basiert ebenfalls meistens auf den Prinzipien der Expositionsbehandlung, die allerdings etwas andere Schwerpunkte haben als die Expositionen bei Zwängen, zum Beispiel ein weniger gestuftes Vorgehen bei Expositionen, andere Formen von Sicherheitsverhalten und zum Teil abweichende spezifische Expositionstechniken. Auch bei Angststörungen gilt es letztlich, auslösende Situationen gezielt aufzusuchen, um alternative Fertigkeiten des Umgangs mit der Angst zu erlernen. Auch bei der Therapie von Angststörungen geht es vor allem darum, zu lernen, Vermeidungsverhalten aufzugeben.

*Nebendiagnose einer sogenannten Persönlichkeitsstörung.* Persönlichkeitsstörungen sind gekennzeichnet durch rigide Muster des Denkens, des Fühlens und des Verhaltens vor allem im zwischenmenschlichen Bereich, welche bereits seit dem Jugendalter bestehen. Als Beispiel für eine Persönlichkeitsstörung kann eine sehr ausgeprägte Ängstlichkeit, ein anhaltendes Gefühl der Minderwertigkeit und die generelle Vermeidung von Anforderungssituationen vorliegen (sogenannte *ängstlich-vermeidende Persönlichkeitsstörung*). Ein anderes Bespiel ist *die emotional-instabile Persönlichkeitsstörung* (Borderline-Störung), welche durch eine ausgeprägte Impulsivität, Instabilität der Stimmung, der Identität und zwischenmenschlicher Beziehungen gekennzeichnet ist. In diesen Fällen haben sich Ansätze der Schematherapie (nach J. Young) und der Dialektisch-Behavioralen Therapie (DBT; nach M. Linehan) als wirksam erwiesen.

*Nebendiagnose einer Aufmerksamkeitsdefizit-/Hyperaktivitätsstörung (ADHS).* Zentrale Merkmale der ADHS, welche auch über das Jugendalter hinaus bestehen können, sind Konzentrationsstörungen bzw. erhöhte Ablenkbarkeit, erhöhte Impulsivität und eingeschränkte Selbstregulation, manchmal verbunden mit ausgeprägter körperlicher Unruhe (Hyperaktivität). Menschen mit einer ADHS haben ein erhöhtes Risiko, Zwangsstörungen zu entwickeln. Bei entsprechenden Auffälligkeiten können eine ADHS-spezifische Diagnostik und eine Medikation mit Methylphenidat erforderlich sein.

## 4.5 Selbsthilfe und Begleitung bei der Genesung

Selbsthilfe in Form von Selbsthilfegruppen für Menschen mit einer Zwangsstörung, über die zum Beispiel die *Deutsche Gesellschaft Zwangserkrankungen e. V. (DGZ)* informieren kann, bildet eine wichtige Ergänzung zu professionellen Angeboten des Gesundheitssystems. Selbsthilfegruppen bieten mehr oder weniger strukturiert auf regionaler bzw. lokaler Ebene Unterstützungsangebote für Betroffene und Angehörige an. Hier können Betroffene und Angehörige soziale, emotionale und auch praktische Unterstützung erfahren. Selbsthilfegruppen bieten in der Regel Information, Beratung und Begleitung in allen Phasen einer akuten Zwangsstörung und Genesung *(Recovery)*, bis hin zur Unterstützung bei der Suche nach einer geeigneten Behandlung.

Erste Angebote zur Selbsthilfe gab es vor allem von den *Anonymen Alkoholikern (AA)*, ein Selbsthilfeprogramm, das in den USA entwickelt wurde, und welches mittlerweile ein fester Bestandteil der Behandlung von Suchtstörungen geworden ist. Auch im Bereich der Psychiatrie, beispielsweise bei der Versorgung von Menschen mit einer psychotischen Erkrankung (Schizophrenie), gibt es zunehmend Angebote, bei denen therapieerfahrene, ehemalige Betroffene in die Versorgung von Patientinnen und Patienten mit einbezogen werden. So fördert beispielsweise die Initiative des *Experienced Involvement (ExIn)* den Einbezug therapieerfahrener Betroffener durch Fortbildungsangebote zum „Genesungsbegleiter", welche vor allem in der wohnortnahen Begleitung nach einer psychiatrischen Akutbehandlung zum Einsatz kommen. Wenngleich der Einbezug von ehemaligen Betroffenen (im Englischen spricht man hier auch von „Peers") im Bereich psychotischer Störungen seit Jahrzehnten üblich ist, stellt der Einsatz von sogenannten „Peers" in der Behandlung von Zwangsstörungen eine vergleichsweise noch sehr neue Entwicklung dar.

Für Zwangsstörungen und beispielsweise auch für Borderline-Störungen liegen sehr positive Erfahrungen mit *Trialog-Veranstaltungen* vor. Bei einer Trialog-Veranstaltung treffen zum gegenseitigen Nutzen aller Beteiligten in der Regel mindestens drei Perspektiven aufeinander (daher der Name mit der Vorsilbe *Tri-*=drei): (a) Menschen mit einer Zwangsstörung, die sich aktuell in Behandlung befinden, sowie ihre Angehörigen, (b) therapieerfahrene ehemalige Betroffene und (c) Angehörige verschiedener Berufsgruppen, die an der Behandlung von Menschen mit einer

Zwangsstörung beteiligt sind (z.B. Ärzte, Psychotherapeuten, Pflegekräfte). Unsere Erfahrungen mit Trialog-Veranstaltungen als fester und regelmäßiger (vierteljährig) Bestandteil der stationären Behandlung von Zwängen, zeigen, dass gemeinsame Veranstaltungen mit ehemaligen Betroffenen (Peers) sowie mit Patientinnen und Patienten, die sich in stationärer Behandlung befinden, als ausgesprochen wertvoll erlebt werden. Hierbei stehen vor allem persönliche Erfahrungen mit den Anforderungen und Fallstricken der Expositionsbehandlung oder der Umgang mit Angehörigen im Vordergrund. Auch können ehemalige Betroffene dabei helfen, Perspektiven für die weitere Überwindung der Zwänge nach dem Klinikaufenthalt („ein Leben nach dem Zwang") zu entwickeln. Auch der Umgang mit Stigmatisierung ist bei diesen Veranstaltungen ein zentrales Thema (vgl. Kasten).

### Umgang mit Stigmatisierung bei Zwangserkrankungen

Psychische Erkrankungen sind – allen Aufklärungskampagnen zum Trotz – weiter von Mythen, Vorurteilen und Stigmatisierungen betroffen, die Betroffene in ihrer Teilhabe am gesellschaftlichen Leben behindern und ihre Chancen auf eine erfolgreiche Bewältigung ihrer Erkrankung beeinträchtigen. Stigmatisierung ist ein Abbild des gesellschaftlichen Umgangs mit der Erkrankung.

So muss weiterhin davon ausgegangen werden, dass Menschen mit einer psychischen Erkrankung in Teilen der Gesellschaft noch als „unzuverlässig", „unmotiviert", „verrückt" und „Gefahr für sich und andere" angesehen werden – allesamt Attribute, die für die Mehrzahl der Betroffenen schlicht falsch sind. Ein hoher Anteil der mit Zwängen verbundenen Scham, Verheimlichungstendenz und Hemmungen zur Inanspruchnahme von Behandlung dürfte hierin eine reale Grundlage haben. Aber was ist eigentlich genau mit Stigmatisierung gemeint? Unter welchen Formen von Stigmatisierung leiden Menschen mit einer Zwangsstörung – und was kann helfen, diese zu überwinden?[12]

---

12 Für die folgende Übersicht danken wir Prof. Dr. Georg Schomerus von der Klinik und Poliklinik für Psychiatrie und Psychotherapie am Universitätsklinikum Leipzig, der bei der Jahrestagung der Deutschen Gesellschaft für Zwangserkrankungen 2021 mit seinem Vortrag „Was wissen wir über das Stigma von Zwangserkrankungen" über eigene wissenschaftliche Arbeiten zu diesem Thema berichtet hat.

*Öffentliches Stigma.* Hiermit ist vor allem die öffentliche Meinung gegenüber Menschen mit einer Zwangserkrankung gemeint. Wissenschaftliche Untersuchungen zu diesem Thema zeigen, dass Menschen, die unter Zwängen leiden, hiervon in ähnlichem Ausmaß wie Menschen mit Depressionen betroffen sind. Patientinnen und Patienten mit einer Suchterkrankung oder mit einer Schizophrenie scheinen am stärksten von dieser Form der Stigmatisierung betroffen zu sein. Besonders erfolgreich sind Aufklärungskampagnen vor allem dann, wenn es gelingt, persönlich Betroffene glaubwürdig einzubeziehen, beispielsweise in Form von Veranstaltungen mit Betroffenen an Schulen.

*Selbststigma.* Hiermit sind vor allem negative Überzeugungen von Betroffenen über sich selbst gemeint, beispielsweise „labil", „nicht belastbar" oder „behandlungsresistent" zu sein. Von dieser Form der Selbststigmatisierung, welche über sozialen Rückzug in einen fatalen Teufelskreis der Bestätigung dieser negativen Überzeugungen führen kann, scheinen von allem Menschen betroffen zu sein, die eine schwergradige Form der Zwangsstörung haben.

*Strukturelles Stigma.* Hiermit sind Formen der systematischen Benachteiligung gemeint, beispielsweise wenn infolge der Diagnose einer psychischen Störung und einer Inanspruchnahme von Psychotherapie zu befürchten ist, bei einer angestrebten Verbeamtung oder beim Abschluss einer Zusatzversicherung (z.B. einer Berufsunfähigkeitsrente) benachteiligt zu werden. Diese Form der Stigmatisierung dürfte auf Menschen mit einer Zwangsstörung in ähnlichem Umfang zutreffen wie auf Menschen mit einer anderen psychischen Störung (z.B. Depressionen, Essstörungen oder Angststörungen).

*Antizipiertes und vermiedenes Stigma.* Kern dieser Form der Stigmatisierung ist die Erwartung der Betroffenen selbst, bei Veröffentlichung der eigenen Zwangserkrankung auf Ablehnung, Vorurteile und Ausgrenzung zu stoßen. Diese *erwartete* Stigmatisierung führt dazu, dass die eigene Erkrankung verheimlicht und keine Behandlung aufgesucht wird – was auf einen sehr hohen Anteil der Menschen mit einer Zwangsstörung in unserem Lande zutrifft. Auch dies führt in einen Teufelskreis, nämlich, dass infolge der Vermeidung einer befürchteten Stigmatisierung letztlich keine Überprüfung ihres Realitätsgehaltes stattfindet. Konkret: Es fehlt die Erfahrung, aufgrund der zumeist selbst als ausgesprochen peinlich erlebten Zwänge nicht abgelehnt zu werden, sondern stattdessen auf Verständnis und Unterstützung zu treffen. Es ist anzunehmen, dass Menschen mit einer Zwangsstörung vor allem unter dieser Form der Stigmatisierung leiden und diese einen bedeutsamen Anteil an der hohen Rate der Chronifizierung von Zwängen hat.

*Fazit:* Zwänge sind für das soziale Umfeld oft nur schwer nachvollziehbar und können deutliche sozialen Einschränkungen zur Folge haben. Die Linderung der Folgen öffentlicher und struktureller Stigmatisierung ist eine gesellschaftliche Aufgabe im Einflussbereich von Politik, medizinischen Fachverbänden und Beteiligten des Gesundheitssystems. Eine gute psychotherapeutische Behandlung und die aktive Beteiligung an Selbsthilfegruppen oder Peer-Veranstaltungen können helfen, den Einfluss von *Selbststigmatisierung* und sozialen Rückzug aufgrund von *erwarteter Stigmatisierung* zu überwinden.

**Merke**

Die Hoffnung auf Hilfe, eine Stärkung des Selbstbewusstseins und die aktive Beteiligung an Unterstützungsangeboten sind für die Wirksamkeit jeglicher Therapie von zentraler Bedeutung.

## 4.6 Prognose und Rückfallrisiko

### Prognose des Verlaufs von Zwangsstörungen

Von Karl Valentin (1882–1948), dem bekannten Münchner Komiker, stammt der berühmte Satz: „Prognosen sind schwierig, vor allem, wenn sie die Zukunft betreffen". Niemand kann die Zukunft vorhersehen, und für uns als Therapeuten und Wissenschaftler ist es nicht unkritisch, sich über die Prognose einer Erkrankung zu äußern. Weder wollen wir negative Erwartungen schüren, die vielleicht den einen oder anderen entmutigen können. Noch wollen wir zu optimistisch sein und damit unrealistische Erwartungen hervorrufen, die dann zu einer Enttäuschung und Entmutigung führen können. Wir können daher nur das wiedergeben, was die Forschung über Langzeitverläufe von Zwangsstörungen zeigen konnte.

Zwänge sind generell ein sehr hartnäckiges Phänomen: Wenn sie einmal länger bestehen, dann hören sie selten von allein wieder auf. Bei Zwängen finden sich wenige sogenannte *Spontanremissionen,* wie sie beispielsweise bei Depressionen durchaus zu beobachten sind. Ausnahmen sind vorübergehende Zwänge, die im Rahmen der Pubertät in einer Phase der Unsicherheit auftreten. Generell müssen Betroffene damit rechnen, dass Zwänge sehr lange, oft über Jahre und Jahrzehnte, bestehen bleiben können, wenn man nichts gezielt dagegen unternimmt. Zum Glück ist die Prognose heute sehr viel besser als früher, da es wirksame Behandlungsmethoden gibt.

Allgemein kann man sagen: Mit der Therapiemethode der ersten Wahl, d.h. einer Verhaltenstherapie mit Exposition, kann man im Rahmen von einem Therapiezyklus (z.B. einer mehrwöchigen stationären Therapie oder einer längeren ambulanten Therapie) eine etwa 50-prozentige Verbesserung des Schweregrades der Zwänge erreichen. Wenn die Therapie sehr gut verlaufen ist, und die Betroffenen das Prinzip der Bewältigung von Zwängen gut erlernt und angewendet haben, dann können sie es anschließend in Eigenregie oder auch im Rahmen einer weiterführenden Behandlung mit hoher Wahrscheinlichkeit schaffen, die Zwänge auf ein noch geringeres Maß zu reduzieren oder sie komplett abzulegen. Eine vollständige Heilung der Zwangsstörung tritt allerdings meist nur bei knapp 20 % der Betroffenen ein. Natürlich gibt es immer Ausnahmen von dieser häufigsten Verlaufsform: In der Behandlung erleben wir durchaus Erkrankte, die Episoden im Leben haben, in denen starke Zwänge auftreten, gefolgt von Zeiten, in denen sie deutlich weniger bis gar nicht unter den Zwängen leiden.

Die meisten Patientinnen und Patienten mit Zwangsstörung können mithilfe effektiver Therapie eine so deutliche Besserung ihrer Zwänge erreichen, dass sie gut im Leben zurechtkommen. Die gute Nachricht ist, dass eine Verbesserung der Zwänge für die allermeisten auch eine Verbesserung anderer psychischer Belastungen wie depressiver Symptome bedeutet und auch zu einer Verbesserung der Lebensqualität führt. Das ist nicht verwunderlich, denn depressive Symptome wie Niedergeschlagenheit, Erschöpfung, Schlafmangel und Einschränkungen des Soziallebens sind oft eine direkte Folge der ausgeprägten Zwänge.

**Merke**

Mithilfe gezielter Behandlung können das Ausmaß der Zwänge, die psychische Beeinträchtigung und die Lebensqualität meist deutlich verbessert werden. Seltener kann eine vollständige Heilung der Zwänge erreicht werden.

## Wovon ist die Behandlungsprognose einer Zwangsstörung abhängig?

Wissenschaftliche Untersuchungen konnte zahlreiche Faktoren identifizieren, die für eine günstigere Prognose sprechen, und andere Faktoren, die eher ungünstig für den Behandlungserfolg sind. Tabelle 3 fasst diese nachgewiesenen Einflussfaktoren auf den Behandlungserfolg zusammen.

**Tabelle 3:** Nachgewiesene Einflussfaktoren auf den Therapieerfolg bei Zwängen

| | |
|---|---|
| **Günstige Faktoren für den Therapieerfolg** | • Zwangshandlungen stehen im Vordergrund der Zwangsstörung,<br>• wenig depressive Symptome,<br>• gute Einsicht in die Unsinnigkeit der Zwänge,<br>• gute Umsetzung der Therapie,<br>• gute soziale Einbindung (z. B. eine feste Partnerschaft). |
| **Ungünstige Faktoren für den Therapieerfolg** | • Zwangsgedanken stehen im Vordergrund der Zwangsstörung,<br>• sehr schwere Zwänge,<br>• sehr früher Beginn der Störung in der Kindheit („early onset"),<br>• Sammelzwänge,<br>• sexuelle/religiöse Zwänge,<br>• ausgeprägtes magisches Denken,<br>• schwere Angstsymptomatik,<br>• Nebendiagnose einer schwergradigen depressiven Symptomatik,<br>• Nebendiagnose einer Ticstörung,<br>• Nebendiagnose einer Borderline-Störung,<br>• Arbeitslosigkeit. |

## Rückfälle und Rückfallrisiko

Wie bei allen anderen psychischen Erkrankungen gibt es nach einer erfolgreichen Behandlung auch bei Zwangsstörungen ein Rückfallrisiko. Dennoch gelingt es der Mehrzahl der Betroffenen, nach einer effektiven Expositionsbehandlung den Behandlungserfolg über mindestens ein bis zwei Jahre, oft auch anhaltend, ohne weitere Rückfälle aufrechtzuerhalten, insbesondere wenn auch im häuslichen Umfeld Expositionsübungen durchgeführt wurden. Gleichzeitig erleben wir in unseren Behandlungen viele Erkrankte, die Rückfälle erleben. Rückfälle in die Zwänge haben typischerweise folgende Gründe:

1. *Stre*ss. Einer der Hauptgründe für Rückfälle ist Stress, sei es beruflicher oder privater Stress, der mit heftigen Gefühlen oder starker Anspannung verbunden ist. Zwangshandlungen können dabei gewissermaßen ein Ventil sein, die Anspannung kurzfristig zu mindern. In einer Befragung von mehreren hundert Patientinnen und Patienten haben diese angegeben, dass Stress der häufigste Grund für Rückfälle im Alltag ist. Im Anschluss an eine Therapie ist es daher besonders wichtig, dass nach der Behandlung nicht ein unmittelbarer und unvorbereiteter Übergang in stressreiche Alltagssituationen erfolgt, sondern ausreichend Zeit und Energie dafür vorgesehen wird, Expositionsübungen in Eigenregie im Alltag fortzuführen. Dabei erweist sich auch eine gute Balance zwischen Anforderungen und Verpflichtungen und ausreichend positiven Erfahrungen in der Freizeit und bei sozialen Aktivitäten als wichtig.
2. *Belastende Lebensumstände (Life Events)*. Rückblickend berichten Betroffene in zeitlichem Zusammenhang mit einem Rückfall in die Zwänge gehäuft von Lebensereignissen wie dem Tod eines Angehörigen, einer partnerschaftlichen Trennung, der Geburt eines ersten Kindes oder einschneidenden beruflichen Veränderungen. Belastende – und in aller Regel nicht planbare – Lebensereignisse und traumatische Erfahrungen können sowohl die Entwicklung einer Zwangsstörung wie auch Rückfälle auslösen. In diesem Sinne war auch die Corona-Pandemie für viele Menschen mit psychischen Erkrankungen eine große Belastung – in deren Folge auch Menschen mit einer Zwangsstörungen gehäuft Rückfälle erlebt habe*n*.
3. *Keine ausreichende Fortführung von Exposition*en. Ein weiterer wichtiger Grund für Rückfälle ist die Nichtfortführung einer Behandlung bzw. Nichtumsetzung von Behandlungsempfehlungen im Alltag. Therapie bedeutet immer aktive Mitarbeit der Betroffenen, nicht nur wäh-

rend der Dauer der Therapie, sondern auch in der Fortführung des Erlernten in Eigenregie. Bei stationären Behandlungen erweist es sich als entsprechend wichtig, möglichst frühzeitig eine ambulante Weiterbehandlung sicherzustellen, möglichst inklusive Unterstützung bei der Fortführung von Expositionsübungen im häuslichen Umfeld.

4. *Absetzen von Medikamenten.* Ein hoher Anteil von Menschen mit einer Zwangsstörung erhält eine medikamentöse Behandlung mit Selektiven Serotonin-Wiederaufnahmehemmern (SSRI; vgl. Kapitel 4.3). Viele Betroffene wünschen sich, zum Teil auch aufgrund von Nebenwirkungen, diese Medikamente abzusetzen. Nach dem Absetzen von Medikamenten kann es jedoch zu Absetzeffekten kommen. Gelegentlich sind sogar sogenannte Rebound-Effekte zu beobachten, d.h. (übergangsweise) Verschlechterungen des psychischen Befindens auf einen schlechteren Zustand als vor Beginn der Behandlung. Eine erfolgreiche Psychotherapie kann vor solchen Rückfällen nach Absetzen der Medikamente schützen.
   Wissenschaftliche Studien haben allerdings auch gezeigt, dass dieser Schutz nicht oder nicht immer ausreichend ist, d.h., trotz erfolgreicher Psychotherapie kann es nach dem Absetzen von Medikamenten zu Rückfällen kommen. Unserer Erfahrung nach treten diese Rückfälle meist nicht innerhalb der ersten Wochen auf, sondern eher ein bis drei Monate nach Absetzen der Medikamente. Den Betroffenen ist dann häufig ein Zusammenhang zwischen dem Absetzen der Medikamente und den Rückfällen in die Zwänge gar nicht unmittelbar bewusst. Auch ist daher vor allem in Zusammenhang mit dem Absetzen von Medikamenten die Fortführung kognitiver Verhaltenstherapie mit Expositionen zu empfehlen, um zumindest teilweise vor entsprechenden Rückfällen zu schützen.
   Nach bisherigen wissenschaftlichen Erkenntnissen und unseren praktischen Erfahrungen spielt die Dauer der vorherigen Medikamenteneinnahme wie auch das Alter eine Rolle. Wenn die Medikamente schon in sehr jungen Jahren und über viele Jahre eingenommen wurden, dann scheint das Rückfallrisiko nach Absetzen der Medikamente höher zu sein, als wenn die Medikamente erst später im Erwachsenenalter und nur über kürzere Zeiträume genommen wurden. In jedem Fall sollte das Absetzen von Medikamenten in langsamen Schritten erfolgen, zum Beispiel mit schrittweiser Dosisreduktion über etwa sechs Monate.

# 5 Wie können Zwangsgedanken behandelt werden?

Patientinnen und Patienten mit einer sehr ausgeprägten Belastung durch aufdringliche Zwangsgedanken zeigen häufiger einen chronischen Verlauf und sprechen schlechter auf Expositionen an. Das gilt insbesondere dann, wenn die Einsicht in die Überwertigkeit – also in die Sinnlosigkeit und Übertriebenheit – von Zwangsgedanken eingeschränkt ist. Dabei ist nach wie vor ungeklärt, ob Zwangsgedanken generell schlechter auf Expositionen ansprechen oder ob fehlendes (therapeutisches) Verständnis von Zwangsgedanken bzw. Umsetzungsschwierigkeiten bei der Exposition von Zwangsgedanken für dieses verringerte Ansprechen auf die Expositionsbehandlung verantwortlich sind.

Da die Behandlung von Zwangsgedanken Betroffene wie auch Therapeutinnen und Therapeuten vor besondere Herausforderungen stellt, wollen wir uns in diesem Kapitel noch einmal gezielt mit der Behandlung von Zwangsgedanken beschäftigen (s.a. Hillebrand, in Druck). Hierbei werden wir uns vor allem auf die Therapie von aggressiven, sexuellen und religiösen Zwangsgedanken als besonders häufige und charakteristische Beispiele für aufdringliche Zwangsgedanken konzentrieren.

## 5.1 Zwangsgedanken erkennen und verstehen (Psychoedukation)

Auch Zwangshandlungen wie Waschen oder Kontrollieren werden in der Regel von aufdringlichen Zwangsgedanken begleitet (z.B. „Ich könnte den Herd angelassen haben und es könnte zu einem Brand kommen!“). Dabei sind die Zwangsgedanken meistens Auslöser oder Vermittler von Angst. Bei aggressiven, sexuellen und religiösen Zwangsgedanken bezieht sich die Angst auf die Zwangsgedanken selbst. Anders gesagt: Bei Kontroll- oder Waschzwängen richtet sich die Angst in der Regel auf äußere Auslöser, zum Beispiel die Verwendung eines Elektrogerätes oder eine sichtbare Verschmutzung am Boden. Im Gegensatz dazu richtet sich bei aggressiven, sexuellen, religiösen oder anderen Zwangsgedanken die

Angst auf eigene Gedanken bzw. befürchtete Eigenschaften der eigenen Person (z.B. „Ich könnte ein Kinderschänder sein!“).

Die Tatsache, dass solche Zwangsgedanken das eigene Selbstbild bedrohen und nicht nur auf eine Bedrohung außerhalb der eigenen Person hinweisen, erklärt möglicherweise auch, warum diese Art von Zwängen oft hartnäckiger ist. Wenn ich vergessen haben könnte, den Herd auszuschalten, oder wenn ich mich an einer Türklinke mit HIV infiziert haben könnte, dann ist das beunruhigend. Allerdings lassen sich Befürchtungen dieser Art leichter kontrollieren, zum Beispiel durch Vermeidung entsprechender Handlungen oder Rückversicherungen bei anderen Menschen. Die Vorstellung, ein Kinderschänder oder eine Mörderin zu sein, oder durch Verlust der Kontrolle über die eigenen Gedanken werden zu können, ist schrecklich!

Bei aggressiven, sexuellen und religiösen Zwangsgedanken sind die Zwangshandlungen oft weniger offensichtlich als bei Wasch- oder Kontrollzwängen. Stattdessen finden die neutralisierenden Zwangshandlungen häufig in Form gedanklicher Rituale statt. Außerdem werden in der Regel auslösende Orte, Personen, Situationen oder bestimmte Gegenstände aktiv vermieden, um einen Zwangsgedanken gar nicht erst auszulösen. Betroffene vermeiden beispielsweise systematisch, in Anwesenheit anderer ein scharfes Küchenmesser zu verwenden oder allein an einem Kinderspielplatz vorbeizugehen. Ein verbreitetes gedankliches Ritual besteht darin, dass Betroffene versuchen, sich immer wieder bis ins kleinste Detail zu erinnern, um herauszufinden, ob eine befürchtete Handlung, zum Beispiel eine gewalttätige Handlung gegenüber einer anderen Person, tatsächlich stattgefunden hat. Es kann auch versucht werden, eine Neutralisierung durch das Denken eines „guten“ Gegengedankens zu erreichen. Leider hält diese Erleichterung nur sehr kurzfristig an.

**Merke**

Aufdringliche Zwangsgedanken und damit verbundene neutralisierende Zwangshandlungen folgen immer einer inneren Logik und sind daher kein Hinweis darauf, verrückt zu werden! Wenn man unter dem aufdringlichen Gedanken leidet, ein Kinderschänder sein zu können, dann ist es durchaus logisch neutralisierende Gedanken zu denken oder Kinderspielplätze zu meiden!

Eine weitere Möglichkeit der Neutralisierung ist die Rückversicherung bei anderen (z.B. „Habe ich wirklich nichts Auffälliges gemacht?"). Vor allem bei sexuellen Zwangsgedanken werden häufig eigene Körperreaktionen zwanghaft überprüft (ein sogenanntes *„somatic checking"*), d.h., Betroffene prüfen, ob eine Reaktion im Genitalbereich festzustellen ist, um herauszufinden, ob der Zwangsgedanke sie erregt. Falls ja, dann wird dies als Beweis für die Befürchtung gewertet, zum Beispiel, wirklich pädophil zu sein. Bei diesem Beweis handelt es sich aber um einen Fehlschluss: Allein dadurch, dass die Aufmerksamkeit auf den Genitalbereich gelenkt wird, kann eine Erregung ausgelöst werden. Außerdem arbeitet unser Gedächtnis assoziativ, d.h., ein „unangemessener" sexueller Gedanke kann weitere sexuelle Gedanken und auch eine körperliche Erregung auslösen. Emotionale und körperliche Erregung allein sind also kein Beweis für die Richtigkeit der Zwangsgedanken.

Aufgrund der bereits erwähnten „Bedrohung des Selbst" (vgl. Kasten „Angst vor dem Selbst – oder zu was man selbst werden könnte *(fear-of-self)*" auf Seite 51) ist die Distanzierung von sexuellen, insbesondere pädophilen, aber auch von aggressiven Zwangsgedanken oft schwierig. Deswegen möchten wir an dieser Stelle auf einige wichtige Unterscheidungskriterien hinweisen: Jemand mit einer pädophilen Neigung fühlt sich durch Kinder sexuell angezogen und erfährt sexuelle Befriedigung durch den Kontakt mit Kindern. Außerdem bevorzugt er (oder sie) den Kontakt mit Kindern und wünscht sich intime Nähe mit Kindern. Jemand mit pädophilen Zwangsgedanken hat Angst vor einer sexuellen Anziehung durch Kinder und erlebt eine sehr starke und unangenehme Anspannung, wenn ein pädophiler Gedanke auftaucht. Deswegen vermeidet er (oder sie) nach Möglichkeit den Kontakt mit Kindern. Jemand mit einer aggressiven Persönlichkeit bezieht häufig seinen Selbstwert aus seiner Aggressivität (z.B. „Meine Aggressivität macht mich stark/mächtig!"). Außerdem gibt es meistens einen klaren Willen zur Tat (z.B. „Wer mir blöd kommt, kriegt eine auf die Fresse!") und die Aggressivität wird als moralisch gerechtfertigt erlebt (z.B. „Die haben es verdient!"). Deswegen wird die Aggressivität häufig ausgelebt. Jemand mit aggressiven Zwangsgedanken erlebt eine starke Anspannung, Angst und Schuld beim Auftreten aggressiver Gedanken. Deswegen werden mögliche Waffen und Opfer vermieden und aggressive Handlungen niemals ausgeführt!

Interessant ist, dass bis zu 90 % der Normalbevölkerung von aufdringlichen Gedanken dieser Art berichtet, wenn man sie gezielt anonym danach befragt. Woran liegt es dann, dass Menschen mit Zwängen diese Gedanken als soviel intensiver, häufiger und bedrohlicher erleben? Grund hierfür scheint vor allem der persönliche Umgang mit diesen Gedanken und damit verbundene Grundannahmen der Betroffenen über die Bedeutung eigener Gedanken zu sein.

In Kapitel 4.2.3 haben wir typische zwangsfördernde Gedanken und Grundannahmen wie die *Überschätzung der Bedeutung von Gedanken* kennengelernt (vgl. Kasten „Häufige zwangsfördernde Gedanken und Grundüberzeugungen“ auf Seite 82). Darüber hinaus gibt es noch viele weitere übertriebene Befürchtungen und ungünstige Einstellungen in Bezug auf Gedanken. In der Therapie von Zwangsgedanken erleben wir insbesondere das *magische Denken* als hinderlich.

Magisches Denken ist zunächst einmal ein normales Phänomen in der kindlichen Entwicklung. In dieser Phase, in welcher das Verständnis für Zusammenhänge von Ursachen und Wirkungen und die physikalischen Naturgesetze noch nicht vollständig entwickelt ist, glauben Kinder, dass ihre eigenen Gedanken oder Handlungen auf magische Weise tatsächliche Ereignisse verursachen oder verhindern können, auch wenn es – aus Erwachsenenperspektive – keinen Zusammenhang zwischen diesen Dingen gibt. Daher erleben Kinder die Welt als unverständlich, mehrdeutig, manchmal auch als unsicher oder bedrohlich.

Das magische Denken hat also die wichtige Funktion, Ordnung ins Chaos zu bringen und die Welt erklärbar zu machen. Auch wenn magisches Denken im weiteren Verlauf der kindlichen Entwicklung in aller Regel überwunden wird, lösen sich die meisten Menschen nie vollständig davon. Wir alle sind, in unterschiedlichem Ausmaß, auch als Erwachsene, anfällig für Aberglauben, Irrationalität oder eben magisches Denken.

**Merke**

Unser Gehirn mag keine Ungewissheit. Es ist eine Assoziationsmaschine und simuliert ständig, was passieren könnte, um die Ungewissheit so weit wie möglich zu reduzieren. Wenn es keine logische oder objektive Erklärung findet, dann sucht es sich lieber eine magische Erklärung – was erträglicher ist, als keine Erklärung zu haben.

Um das magische Denken besser verstehen und überwinden zu können, hat es sich in der Therapie bewährt, es in die folgenden drei Arten irrationalen Denkens zu unterteilen: Gedanken-Handlungs-Konfusion, Gedanken-Ereignis-Konfusion und Gedanken-Objekt-Konfusion.

### 5.1.1 Gedanken-Handlungs-Konfusion

Mit „Gedanken-Handlungs-Konfusion“ wird die Überzeugung bezeichnet, dass ein Gedanke ausgeführt werden könnte, nur weil er gedacht wird („Wenn ich das denke, dann werde ich es auch tun!“). Unsere Handlungen werden häufig von Gedanken begleitet. Deswegen ist diese Überzeugung naheliegend. Wir vergessen dabei aber, dass wir die meisten unserer Gedanken *nicht* ausführen. Ein Gedanke allein führt nicht zu einer Handlung. Dafür braucht es zusätzlich eine Absicht. Weil diese Absicht bei Patientinnen und Patienten mit einer Zwangsstörung fehlt, werden Zwangsgedanken nicht ausgeführt!

Die Gedanken-Handlungs-Konfusion hat darüber hinaus noch einen moralischen Aspekt. Viele Patientinnen und Patienten sind überzeugt, dass sie schlechte Menschen sind, weil sie solche Gedanken haben. In Wahrheit ist es aber genau umgekehrt: Die Tatsache, dass ein Gedanke starke Anspannung und oder Angst auslöst, bedeutet, dass dieser Gedanke dem Wesen und der Persönlichkeit des Betroffenen widerspricht! Wenn ich die Befürchtung habe, ein Kinderschänder zu sein, dann möchte ich kein Kinderschänder sein und werde auch nichts tun, was mich zu einem Kinderschänder machen würde!

**Gedanken-Handlungs-Konfusion: Aggressive und sexuelle Zwangsgedanken nach der Geburt eines Kindes**

Aggressive und sexuelle Zwangsgedanken treten nach der Geburt eines (ersten) Kindes in der Praxis sogar durchaus häufiger auf. Viele junge Mütter berichten über Gedanken wie „Ich könnte mein Kind absichtlich fallen lassen (vergiften, sexuell missbrauchen)“. Für deren Behandlung ist es sicher nicht zielführend, ihren Kinderwunsch oder die Bindung zu ihrem Kind infrage zu stellen. Überlegungen dieser Art führen zu keinerlei Linderung von Zwängen, sondern fördern sogar Zwangsbefürchtungen und die Überbewertung eigener Gedanken als bedrohlich. Jede junge Mutter erlebt Phasen der Überforderung, in denen aufdringliche Gedanken dieser Art auftreten können! Die Tatsache, dass diese Gedanken Angst machen, ist vielmehr Ausdruck des verzweifelten Versuches, alles richtig zu machen!

**Merke**

Das Auftreten aggressiver, sexueller oder blasphemischer Zwangsgedanken ist aus heutiger Sicht *kein Beleg für unbewusste Wünsche oder Konflikte*. Versuche, das Auftreten dieser Gedanken inhaltlich zu deuten, können für Betroffene ausgesprochen verstörend sein und auf die Zwangssymptomatik sogar verstärkend wirken!

### 5.1.2 Gedanken-Ereignis-Konfusion

Eine weitere, sehr verbreitete Form magischen Denkens ist die Überzeugung, dass ein Ereignis mit höherer Wahrscheinlichkeit eintreten wird, wenn man daran denkt („Wenn ich das denke, dann wird es auch passieren!"). Vielleicht haben Sie schon mal an eine Freundin gedacht und genau dann hat diese Freundin Sie angerufen? Es ist sehr verlockend zu glauben, dass Ihr Gedanke diesen Anruf verursacht hat oder zumindest etwas damit zu tun hat. Dabei handelt es sich aber um einen Fehlschluss! In der Statistik wird diese Denkfalle als *Post hoc ergo propter hoc* bezeichnet (aus dem Lateinischen: *„Danach, also deswegen"*).

Unsere Gehirne sind sehr gut darin, Muster zu erkennen und Erklärungen für Ereignisse zu finden. Eine Nebenwirkung davon ist, dass wir die Rolle des Zufalls unterschätzen und auch dort einen ursächlichen Zusammenhang vermuten, wo es gar keinen gibt. Ein Mensch hat durchschnittlich ungefähr 50.000 Gedanken pro Tag. Deswegen ist es relativ wahrscheinlich, dass man manche dieser Situationen irgendwann tatsächlich erleben wird. Bei circa acht Milliarden Menschen ist es tatsächlich gar nicht so unwahrscheinlich, dass das einigen Menschen öfters passiert. Viel häufiger denken wir aber *nicht* an eine Freundin, bevor wir von dieser angerufen werden. Weil dies aber weder besonders außergewöhnlich noch überraschend ist, fällt es uns nicht weiter auf und wir überschätzen die Bedeutung des einen Ereignisses, bei dem der Anruf einer Freundin zufällig auf den Gedanken an sie gefolgt ist.

### 5.1.3 Gedanken-Objekt-Konfusion

Eine etwas seltenere, aber ebenso belastende Überzeugung ist die Annahme, ein Objekt durch eigene Gedanken kontaminieren zu können, sodass sich diese Objekte negativ auf die eigene Person (oder andere) auswirken können.

**Fallbeispiel: Anna (Forts.)**

Anna (vgl. Seite 22) steht vor ihrer Klasse an der Tafel, hält eine Kreide in der Hand und hat den aufdringlichen Zwangsgedanken „Ich könnte den Julius in der ersten Reihe mit meiner Hand am Penis berühren". Sie lässt die Kreide fallen und hat Angst, sie wieder aufzuheben, weil sie befürchtet, dass sie pädophil werden könnte, wenn sie die Kreide berührt.

Diese Annahme ist ein typisches Beispiel für magisches Denken und widerspricht allen Regeln der Physik!

## 5.2 Inneren Abstand zu eigenen Gedanken finden (Distanzierungsstrategien)

Wenn Sie eine Brille tragen, dann vergessen Sie das vermutlich nach kurzer Zeit. Trotzdem verändert die Brille Ihre Wahrnehmung – hoffentlich zum Besseren! Erst wenn Sie die Aufmerksamkeit ganz bewusst darauf richten, können Sie bemerken, dass Sie eine Brille tragen. Oft reicht nicht einmal dies, und Sie müssen sie abnehmen, um den Unterschied zu sehen.

Mit unseren Gedanken ist es ganz ähnlich. Unser Denken ist die natürliche Tätigkeit unseres Kopfes und wir denken fast ständig über etwas nach. Meistens sind wir uns dessen gar nicht bewusst – und trotzdem beeinflusst das Denken unser Erleben. Das gilt ganz besonders für die zwangsfördernden Gedanken und Grundannahmen und das magische Denken! Diese verzerrten Annahmen sind leider so hartnäckig, dass Wissen allein in den meisten Fällen nicht ausreicht, um mit der Expositionstherapie beginnen zu können. Um sich mit den schwierigsten Zwangsgedanken konfrontieren zu können, müssen wir zunächst lernen, uns von diesen zu distanzieren – also die Brille unserer Gedanken abzunehmen.

**Merke**

Erst distanzieren, dann konfrontieren!

### 5.2.1 Defusion

Solange wir die Brille unserer Gedanken aufhaben, sind Gedanken für uns Tatsachen, und sie bestimmen unsere innere Realität. Man könnte auch sagen, dass wir an unseren Gedanken festkleben oder sogar mit ihnen verschmolzen sind. Dieser Zustand wird in der Psychologie als *Fusion* bezeichnet. Wenn wir lernen wollen, nicht mehr alles zu glauben, was wir denken, dann müssen wir diese Fusion überwinden. Die *Akzeptanz- und Commitment-Therapie* (ACT, vgl. Kapitel 4.4.1) hat dafür sogenannte *Defusionstechniken* entwickelt. Ziel dieses Ansatzes ist es, zu erkennen, dass Gedanken zunächst einmal nur Wörter oder Bilder im Kopf sind – nicht mehr und nicht weniger.

Eine erste, ganz einfache Technik ist das *Labeling der Zwänge*. Dabei versucht man, jeden aufdringlichen Zwangsgedanken zu erkennen und als „Zwangsgedanke!" zu benennen. Manche machen das wörtlich und denken bzw. sagen sich kurz „Zwangsgedanke!". Andere nutzen lieber ihr Vorstellungsvermögen und stellen sich vor, dass sie die Zwangsgedanken mit einem Stempel oder dem Etikett „Zwangsgedanke!" markieren. Das Labeling der Zwänge wirkt distanzierend: Wenn ich auf etwas zeigen kann, dann habe ich bereits einen gewissen Abstand davon. Die distanzierende Wirkung kann zusätzlich erhöht werden, indem ich dem Zwang einen Namen gebe. Dabei sind der Fantasie keine Grenzen gesetzt. Idealerweise suchen Sie sich keinen Namen aus, der bedrohlich wirkt, sondern einen neutralen oder – noch besser – einen, den Sie nicht ganz ernst nehmen.

**Fallbeispiel: Tobias (Forts.)**

Tobias (vgl. Seite 21) tauft seinen Zwang „Tante Gisela". Als Inspiration dient ihm dabei seine Großtante. Tante Giesela ist eine ältere Frau, die schon etwas verwirrt ist und viele komische Geschichten erzählt, die er nicht mehr ganz ernst nehmen kann. Jedes Mal, wenn er einen Zwangsgedanken erkennt, denkt er sich: „Ach, da ist sie wieder, die Tante Gisela." Mit der Zeit gelingt es ihm dadurch, etwas gelassener auf seine Zwangsgedanken zu reagieren.

Bei einer weiteren, sehr bewährten Defusionstechnik wird die Stimme des Zwangs verfremdet bzw. verzerrt. Wissen Sie, was mit Ihrer Stimme passiert, wenn Sie Helium einatmen? Falls nicht, dann sollten Sie jetzt eine kurze Pause machen, *YouTube* aufrufen und sich ein Video zum Stichwort „Helium-Stimme" ansehen (z.B. das Video „Experimente mit Helium – TV Total"). Können Sie sich jetzt vorstellen, dass Ihre Zwangsgedanken mit einer Helium-Stimme gesprochen werden? Was für einen Effekt hat das auf Sie? Wenn es Ihnen wie den meisten anderen Betroffenen geht, dann wird der Gedanke vermutlich etwas weniger bedrohlich sein, weil Sie ihn nicht mehr ganz so ernst nehmen können.

Es gibt noch viele weitere Verzerrungsmöglichkeiten. Auch hier sind Ihrer Fantasie keine Grenzen gesetzt. Sie könnten sich zum Beispiel vorstellen, dass Ihr Zwang mit der Stimme eines Papageis spricht, oder ihm einen Akzent oder Dialekt geben, den sie lustig finden. Inzwischen kann man in vielen Baumärkten oder im Internet relativ einfach Helium für Luftballons zu Kindergeburtstagen kaufen. Noch einfacher ist der Einsatz von sogenannten „Labertieren" (sprechende Kuscheltiere, welche Sätze wiederholen können) oder von Apps zur Stimmverzerrung (sehr beliebt: „Talking Tom").

Es gibt noch viele weitere Methoden zur Defusion. Dabei gilt: Nicht jede Technik wirkt gleich gut bei jedem Menschen. Außerdem braucht es auch hier Übung. Falls Sie also keinen schnellen Effekt bemerken sollten, dann möchten wir Sie ermutigen, verschiedene Techniken auszuprobieren und diese regelmäßig zu trainieren, damit sie „im Ernstfall" funktionieren können. Wenn Sie sich für diesen Ansatz interessieren und sich näher damit befassen möchten, dann können wir Ihnen zur weiteren Lektüre die Ratgeber von Russ Harris (2013) und Steven C. Hayes (2022) empfehlen (vgl. Seite 175 im Anhang).

## 5.2.2 Achtsamkeit

Achtsamkeitstraining ist ein weiterer Ansatz, um die Fusion mit Gedanken zu verringern. Da Achtsamkeit nicht nur die Distanzierung von Zwangsgedanken unterstützt, sondern gleichzeitig auch noch die Akzeptanz unangenehmer, ungewollter Gefühle und Körperempfindungen verbessert, werden entsprechende therapeutische Ansätze zunehmend in die Behandlung von Zwängen integriert (vgl. hierzu auch Kapitel 4.4.1). Wer Achtsamkeit regelmäßig und über einen längeren Zeitraum übt, der wird feststellen, dass sich die innere Haltung gegenüber dem eigenen Erleben grundsätzlich verändert. Gedanken, Gefühle und Körperempfindungen, die Sie bisher als fast unumstößliche Tatsachen erlebt haben, die Ihre Realität bestimmen, werden zu interessanten, mal mehr, mal weniger hilfreichen Erscheinungen, mit denen Sie freier und flexibler umgehen können.

Die Perspektive verändert sich: Sie *sind* nicht mehr Ihre Gedanken, Gefühle und Körperempfindungen, Sie *haben (bemerken, beobachten)* Gedanken, Gefühle und Körperempfindungen. Deswegen wird diese neue Perspektive auch als „Beobachtendes Selbst" bezeichnet. Weil sich dieser Perspektivenwechsel nur schwer in Worte fassen lässt und meistens abstrakt oder schwer greifbar klingt, können wir nur versuchen, diese für viele ungewohnte Art und Weise, die Dinge wahrzunehmen und zu erleben, in Form von Metaphern zu vermitteln.

**Metapher: „Beobachtendes Selbst"**

Mit dem „Beobachtenden Selbst" und den Dingen, die es wahrnimmt, ist es wie mit dem Himmel und dem Wetter. Das Wetter verändert sich laufend. Mal scheint die Sonne, mal ist der Himmel bedeckt. Es kann stürmen oder regnen. Aber selbst, wenn es hagelt oder gewittert: der Himmel an sich bleibt unberührt. Er ist immer da, auch wenn wir ihn nicht sehen. Die Dinge, die wir wahrnehmen, verändern sich ständig. Mal haben wir angenehme Gedanken, mal treten unwillkürlich beunruhigende Zwangsgedanken auf. Manchmal ist da Freude, manchmal aber auch Angst oder Traurigkeit. Das „Beobachtende Selbst" an sich bleibt unberührt. Es ist wie der Himmel, vor dessen Hintergrund sich das Wetter abspielt.

Allerdings sind diese Metaphern genauso begrenzt, wie es unmöglich ist, jemandem einen neuen, ihm unbekannten Geschmack zu vermitteln. Wenn Sie noch nie eine Mango gegessen haben, können Sie sich viele Vorstellungen darüber machen, wie sie schmecken wird. Wirklich erfahren werden Sie es aber erst, wenn Sie eine Mango probieren.

Deswegen ist es auch mit dem Achtsamkeitstraining am besten, wenn Sie es tatsächlich ausprobieren. Dabei gibt es unzählige Möglichkeiten: Sitzmeditation, Gehmeditation, Body-Scan, Yoga oder andere achtsame Bewegungsübungen. Aufgrund dieser Vielfalt kann jeder eine passende Übung für sich finden. Als Einstieg möchten wir Ihnen eine Variante der Sitzmeditation vorstellen, die wir „Einfach nur sitzen, einfach nur Atmen“ nennen.

**Praktische Übung:**
**Einfach nur sitzen, einfach nur Atmen**

Suchen Sie sich eine aufrechte und bequeme Sitzposition ... Nehmen Sie Kontakt zu Ihrem Körper auf und spüren Sie einfach nur, wie Sie sitzen ... Spüren Sie den Kontakt zum Boden über Ihre Füße und den Kontakt zu Ihrem Stuhl oder Kissen ... Seien Sie ganz offen für alles, was auftaucht ...

Gedanken, Gefühle, Körperempfindungen, Geräusche oder andere Wahrnehmungen ... egal, ob angenehm, neutral oder unangenehm ... Sie können alles zulassen ... einen Moment sein lassen ... und dann wieder loslassen und zurückkehren zum Sitzen ...

Nehmen Sie auch Ihren Atem wahr ... Spüren Sie, wie er ganz natürlich ein- und ausströmt ... Es gibt nichts zu tun oder zu erreichen ... Einfach nur Sitzen und einfach nur Atmen ...

Ihr Kopf wird immer wieder anfangen, Gedanken zu produzieren und Geschichten zu erzählen ... Ihre Aufmerksamkeit wird immer wieder abschweifen ... Auch das ist in Ordnung ... Jedes Mal, wenn Sie bemerken, dass Sie Ihren Körper und Ihren Atem vergessen haben, dann dürfen Sie sich freuen, dass Sie es bemerkt haben und zurückkehren zum Sitzen und zum Atmen ...

Bei dieser Übung gibt es einen Stolperstein, der darin besteht, wie Sie darauf reagieren, wenn Sie bemerken, dass Sie abgelenkt waren. Ärgern Sie sich, dass Ihre Aufmerksamkeit wo anders war? Oder freuen Sie sich, dass Sie es bemerkt haben? Leider neigen die meisten Menschen dazu, sich darüber zu ärgern. Das ist schade, denn wenn Sie sich freuen, dass Sie es bemerkt haben, dann wird es Ihnen in Zukunft viel leichter fallen, mit Ihrer Aufmerksamkeit zurückzukommen.

**Metapher: „Junger Hund“**

Man kann diese Haltung gegenüber eigenen Gedanken mit dem Training eines jungen Hundes vergleichen. Stellen Sie sich vor, Sie haben einen jungen Hund. Eines Tages büxt er aus. Irgendwann kommt er zurück. Was machen Sie? Schimpfen Sie ihn, dass er weggelaufen ist, oder freuen Sie sich, dass er zurückgekommen ist? Der Hund wird Ihre Reaktion mit dem verbinden, was er als Letztes gemacht hat: das Zurückkommen. Wenn Sie ihn schimpfen, wird er in Zukunft lieber wegbleiben. Wenn Sie sich freuen, wird er gerne zurückkommen.

Wenn Sie diese oder eine ähnliche Übung ausprobieren, dann werden Sie vermutlich feststellen, dass Achtsamkeit zwar einfach, aber ganz sicher nicht leicht ist! Erst wenn wir uns hinsetzen und nichts tun, bemerken wir das Chaos in unserem Kopf. Zunächst wirkt es vielleicht sogar so, als ob das Achtsamkeitstraining alles noch schlimmer machen würde. In Wirklichkeit wird Ihnen nur bewusst, was immer schon da war. Dadurch, dass Sie bemerken, wie Sie immer wieder abgelenkt werden oder wie Sie immer wieder von Zwangsgedanken gefangen genommen werden, und dann zurückkehren zum Sitzen und Atmen, wird sich Ihre Beziehung zu Ihren Gedanken, Gefühlen und Körperempfindungen mit der Zeit verändern. Sie werden die Freiheit entwickeln, sich mit Ihren Gedanken zu beschäftigen – oder sie einfach sich selbst zu überlassen!

**Merke**

Bei der Distanzierung von aufdringlichen Zwangsgedanken kommt es vor allem auf die eigene Haltung gegenüber eigenen Gedanken und Gefühlen an. Diese Haltung ist trainierbar, beispielsweise durch Achtsamkeitstraining oder Distanzierungsübungen.

Es gibt viele gute weiterführende Literatur zum Thema Achtsamkeit. Spezifisch für Personen, die von Zwängen betroffen sind, empfehlen wir Ihnen ein Buch der Freiburger Psychotherapeutin Anne-Katrin Külz (2017; vgl. Seite 175 im Anhang). Vielen Menschen fällt es leichter, Achtsamkeit unter persönlicher Anleitung zu lernen. Hierfür eignen sich zum

Beispiel MBSR- bzw. MBCT-Kurse[13] (Mindfulness-Based Stress Reduction bzw. Mindfulness-Based Cognitive Therapy).

### 5.2.3 Gedankliche Verknüpfungen verändern (Assoziationsspaltung)

Die *Assoziationsspaltung* ist ein Behandlungskonzept, das von Steffen Moritz und Lena Jelinek (Universitätsklinikum Hamburg-Eppendorf) entwickelt wurde. Es eignet sich hervorragend als Distanzierungsstrategie, wenn sich die Zwangsgedanken auf konkrete Themen, Wörter oder Zahlen beziehen.

Die Assoziationsspaltung beruht auf der Tatsache, dass unsere Denkinhalte – das können Gedanken, aber auch Bilder oder Handlungsimpulse sein – nie für sich allein stehen, sondern in Form von Netzwerken miteinander verbunden, also „assoziiert“ sind. Im Fall einer Zwangserkrankung sind diese Assoziationsnetzwerke festgefahren und führen ähnlich wie eine Einbahnstraße nur in eine Richtung. Das führt dazu, dass ein neutraler Auslöser („Rot“) automatisch mit zwangsrelevanten Wörtern („Blut“, „HIV“, „Tod“), und nicht mit neutralen oder positiven Begriffen („Lippen“, „Kirsche“, „Rose“) assoziiert wird.

Da diese Assoziationen aber gelernt sind, können sie auch umgelernt werden – und genau darauf zielt die Assoziationsspaltung ab. Wir möchten Ihnen an dieser Stelle eine zentrale Übung etwas gekürzt und zusammengefasst vorstellen. Die ausführlichere Originalübung stammt aus dem Behandlungskonzept „Assoziationsspaltung“ der Arbeitsgruppe Klinische Neuropsychologie des Universitätsklinikums Hamburg-Eppendorf (2022), das auch über einen Weblink online verfügbar ist (vgl. Seite 177 im Anhang).

**Praktische Übung**

Suchen Sie sich einen ruhigen Ort mit entspannter Atmosphäre und ohne größere Störungen. Machen Sie die Übung möglichst dann, wenn sie sich in keiner akuten auslösenden Situation für Ihre Zwangsgedanken befinden.

13 Weiterführende Informationen und Kursangebote in Ihrer Nähe finden Sie auf der Website des MBSR-MBCT Verbandes e. V. (vgl. Seite 176 im Anhang).

- Schreiben Sie ein oder mehrere Wörter auf, die mit Ihren Zwangsgedanken zusammenhängen, also zum Beispiel *„Messer"*, *„Blut"*, *„Gott"*, *„Kirche"*, *„Kinder"* oder *„Schule"*.
- Überlegen Sie sich zu jedem aufgeschriebenen Wort mehrere Assoziationen, die erstens neutral oder positiv sind und nichts mit Ihren Zwangsgedanken zu tun haben, und zweitens sinnvoll sind, also sich zum Beispiel reimen (*„Messer" – „besser"*), oder inhaltlich mit dem Wort zusammenhängen (*„Messer" – „Besteck"*).
- Trainieren Sie diese Assoziationen, indem Sie zuerst das mit dem Zwang verknüpfte Wort aussprechen oder denken und direkt danach eine der neuen Assoziationen. Wiederholen Sie das mit der nächsten neuen Assoziation: *„Messer" – „besser"*; *„Messer" – „Besteck"*; *„Messer" – „Gabel"*; *„Messer" – „Löffel"*.
- Um den Effekt zu verstärken, können Sie die Wörter und Assoziationen mit möglichst vielen Sinnen verknüpfen, indem sie sich ein Bild oder, falls möglich, einen Klang oder Geruch dazu vorstellen.

Wiederholen Sie diese Übung mehrmals täglich für ca. zehn Minuten pro Tag. Machen Sie das so lange, bis Sie merken, dass der Zwangsgedanke an Macht verliert. Wichtig: Machen Sie diese Übung nicht, wenn akut Zwangsgedanken auftreten! Das Aussprechen oder Denken der neuen Assoziationen würden dann nämlich zu einer (mentalen) Zwangshandlung werden, welche die Anspannung zwar kurzfristig reduziert, langfristig aber den Zwang verstärkt. Die Assoziationsspaltung kann auch noch durch ein eigenes Schaubild verdeutlicht werden (vgl. Abbildung 13).

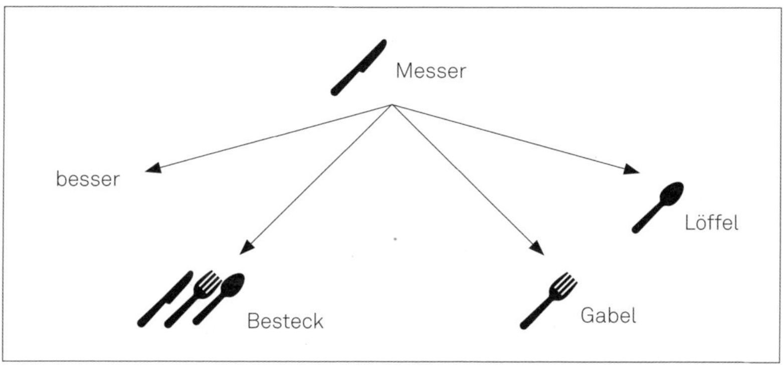


**Abbildung 13:** Technik der „Assoziationsspaltung" – Beispiel für den Begriff „Messer"

## 5.3 Verzerrte Erwartungen gezielt überprüfen (Verhaltensexperimente)

Durch Verhaltensexperimente können die ungünstigen Überzeugungen in Bezug auf Zwangsgedanken direkt überprüft werden. Dabei wird zunächst eine Vorhersage formuliert und das Ausmaß der Überzeugung von 0 bis 100 % eingeschätzt. Diese Vorhersage wird durch ein Experiment getestet und es wird überprüft, ob bzw. wie stark sich dadurch das Ausmaß der Überzeugung verändert hat. Es empfiehlt sich, die Annahmen zunächst anhand neutraler Beispiele zu überprüfen, bevor man sich an die schwierigeren Zwangsgedanken wagt.

**Praktische Übungen**

- *Gedanken-Handlungs-Konfusion:* Denken Sie ganz fest daran, dass Sie dieses Buch in die Ecke des Zimmers werfen!
- *Gedanken-Ereignis-Konfusion:* Denken Sie ganz fest daran, dass Ihr Smartphone vom Tisch fällt (ohne, dass Sie es berühren)!
- *Gedanken-Objekt-Konfusion:* Nehmen Sie sich einen Stapel Spielkarten und suchen Sie sich eine Karte aus (zum Beispiel Herz 10). Kontaminieren Sie die Karte, indem sie mehrmals einen Zwangsgedanken denken, während Sie die Karte in der Hand halten. Merken Sie sich die Karte, drehen Sie die Karte um und mischen Sie den Stapel. Breiten Sie alle Karten mit der Rückseite nach oben vor sich aus. Können Sie die kontaminierte Karte korrekt identifizieren (ohne sie zuerst umzudrehen)?

Wenn alles mit rechten Dingen zugeht, dann werden Sie feststellen, dass Ihre Gedanken weniger Macht haben, als Sie denken. Möglicherweise befürchten Sie aber, dass es sich bei Ihren wirklich schlimmen Zwangsgedanken anders verhält? Auch diese lassen sich mit der Hilfe von Verhaltensexperimenten überprüfen. Weil die Abgrenzung zu einer klassischen Exposition von Zwängen dabei nicht ganz einfach ist, und Sie vermutlich unter höherer Anspannung stehen werden, empfiehlt es sich, diese schwierigen Verhaltensexperimente zunächst mit therapeutischer Unterstützung durchzuführen.

**Fallbeispiel: Tobias (Forts.).**

Als Koch arbeitet Tobias (vgl. Seite 21) viel mit großen, scharfen Messern. Dabei hat er häufig den Zwangsgedanken, dass er andere schneiden oder erstechen könnte. Am schlimmsten ist es, wenn er zu Hause kocht und sich seine Kinder in der Nähe befinden. Aber auch in der Arbeit befürchtet er, dass er seine Kolleginnen und Kollegen verletzen könnte. Um diese *Gedanken-Handlungs-Konfusion* zu überprüfen, bringt Tobias eines seiner schärfsten Messer mit in die Therapiesitzung. Er packt das Messer vorsichtig aus. Dann soll er es über den Arm des Therapeuten halten. Dabei schießt ihm ein Zwangsgedanke ein („Ich könnte den anderen erstechen!") und Tobias ist zu 80 % überzeugt, dass er den Therapeuten schneiden könnte, wenn er den Zwangsgedanken nicht durch eines seiner Zählrituale neutralisiert.

Der Therapeut motiviert ihn, anstelle des vertrauten Zählrituals ganz bewusst genau diesen Zwangsgedanken zu denken, während er das Messer über den Arm des Therapeuten hält. Erwartungsgemäß verletzt Tobias den Therapeuten selbstverständlich nicht, obwohl er den Zwangsgedanken mehrmals hintereinander denkt. Dadurch reduziert sich seine ursprüngliche Überzeugung auf 10 %.

**Merke**

Zwangsgedanken sind wie die Spam-Mails, die jeden Tag Ihr Postfach fluten. Sie können wenig dagegen tun, denn kein Spamfilter funktioniert wirklich zuverlässig. Aber: Sie müssen die Spam-Mails nicht lesen und Sie müssen sich nicht mit Ihren Zwangsgedanken beschäftigen. Gedanken haben nur so viel Macht, wie Sie ihnen geben: Gedanke normal, Bewertung fatal!

## 5.4 Exposition von Zwangsgedanken

Die Exposition von aggressiven, sexuellen oder religiösen Zwangsgedanken folgt den gleichen Prinzipien wie die Exposition von Zwangshandlungen. Im Unterschied zur Exposition von Zwangshandlungen werden jedoch erste Expositionen von Zwangsgedanken meist zunächst *in sensu* durchgeführt, also in der Vorstellung. Im Verlauf weiterer Expositionen sollten jedoch ebenso reale Auslösesituationen exponiert werden.

Anfangs wird der aufdringliche Zwangsgedanke beispielsweise wörtlich aufgeschrieben und ausgesprochen. Eine Steigerung ist die Formulierung einer *Zwangsgeschichte*. Hierzu wird das schlimmste vorstellbare Ereignis schriftlich ausformuliert und inklusive seiner befürchteten Folgen beschrieben. Dabei ist es das Ziel, auch die „schrecklichsten" Zwangsgedanken zulassen und erleben zu können – ohne Vermeidung oder Neutralisierung durch Rituale in Gedanken oder beobachtbarem Verhalten.

Wenn diese Beschreibung Angst bei Ihnen auslöst, dann können wir Sie insofern beruhigen, dass es ganz vielen Patientinnen und Patienten mit einer Zwangsstörung so geht. Die Expositionstherapie kann bedrohlich wirken und sie beinhaltet auf jeden Fall emotionale Arbeit. Aber diese Form der Therapie ist in jedem Fall weniger schlimm (und viel wirksamer!), als Ihr restliches Leben dem Zwang unterzuordnen! Möglicherweise befürchten Sie auch, was Ihre Therapeutin über Sie denken könnte, wenn sie Ihre Gedanken erfährt. Auch hier möchten wir Sie beruhigen. Therapeutinnen und Therapeuten, die sich mit Zwangsstörungen auskennen, wissen, dass Ihre Zwangsgedanken nicht Ihrer Persönlichkeit oder Ihren tatsächlichen Absichten entsprechen, sondern ein Bestandteil Ihrer Zwangserkrankung sind.

Sie sollten die erste Zwangsgeschichte mit Unterstützung Ihrer Therapeutin bzw. Ihres Therapeuten schreiben! Außerdem sollten einige Voraussetzungen erfüllt sein, bevor Sie sich an die Formulierung wagen:

- Sie sollten das Vorgehen bei Expositionen verstanden haben. (Wenn Sie sich unsicher sind oder Fragen haben, lesen Sie gerne nochmal in Kapitel 4.2 nach).
- Sie sollten sich grundsätzlich von Ihren Zwangsgedanken distanzieren können. Falls das (noch) nicht möglich ist, sollten Sie weiter die oben genannten Distanzierungsstrategien trainieren (vgl. Kapitel 5.2).
- Sie sollten ein gutes Bündnis mit Ihrer Therapeutin bzw. Ihrem Therapeuten haben und ihr/ihm vertrauen.
- Außerdem sollten Sie sich darauf einstellen, dass es erfahrungsgemäß mehrere Wiederholungen benötigt, bevor Sie eine spürbare Erleichterung erreichen.

**Praktische Übung**

Eine Zwangsgeschichte wird in der Ich-Form und im Indikativ Präsens geschrieben (z. B. „Ich gehe in der Dämmerung über die Straße und würge den nächsten Passanten, der mir begegnet" statt „Ich stelle mir vor, ich würde über die Straße gehen ..."). Die Geschichte sollte in klaren, einfachen Worten und möglichst detailreich und mit emotionalen Begriffen ausformuliert werden. Die Zwangsgeschichte sollte den folgenden Aufbau haben:

1. Die Geschichte beginnt mit einer kurzen Einleitung bzw. einer Hinführung zur kritischen Szene. Meistens handelt es sich dabei um eine alltägliche Situation.
2. Dann wird die kritische Szene, also die Ausführung der befürchteten Zwangshandlung beschrieben.
3. Anschließend fokussiert sich die Geschichte auf die möglichst konkrete Beschreibung der befürchteten negativen Konsequenzen. Diese können zum Beispiel die soziale Ausgrenzung, Bestrafung oder auch der eigene Tod sein.

Nachdem Sie eine Zwangsgeschichte erarbeitet haben, können Sie die Geschichte Ihrer Therapeutin bzw. Ihrem Therapeuten mehrmals hintereinander vorlesen. Wichtig ist, dass Sie während der Exposition alle unerwünschten Gedanken und Gefühle zulassen, ohne diese zu neutralisieren. Falls Sie ein Vermeidungsverhalten oder eine neutralisierende Zwangshandlung bemerken, dann weisen Sie Ihre Therapeutin bzw. Ihren Therapeuten darauf hin. Tun Sie dies gerade auch dann, wenn Sie merken, dass Ihre innere Bereitschaft, die unangenehmen Gefühle zuzulassen, niedrig ist. Vorbereitend kann es sehr hilfreich sein, noch einmal zu klären, wofür Sie sich die Exposition antun. Vielleicht können Sie auch ein persönliches Motto oder einen „Schlachtruf" finden, der Ihre Motivation auf den Punkt bringt, zum Beispiel: „Für die Freiheit!"

Um die Expositionsübung selbstständig zu wiederholen, können Sie beispielsweise eine Diktierfunktion Ihres Smartphones nutzen, um die Zwangsgeschichte aufzunehmen. Hören Sie sich die Geschichte täglich mehrmals für jeweils circa 10 Minuten an. Sie sollten dies so oft wiederholen, bis die Geschichte ihren Schrecken verliert oder sogar langweilig wird. Die Übung kann noch dadurch gesteigert werden, dass Sie die Zwangsgeschichte in Situationen oder an Orten anhören, die mit den

Zwangsgedanken in Verbindung stehen (im obigen Beispiel: Beim Spaziergang in der Dämmerung, während Sie anderen Passanten begegnen). Besprechen Sie dieses Vorgehen mit Ihrer Therapeutin bzw. Ihrem Therapeuten vor. Gegebenenfalls ist es sinnvoll, dass sie oder er Sie bei einem ersten Durchgang begleitet, beispielsweise um Sie beim Erkennen verdeckten Sicherheits- und Vermeidungsverhaltens zu unterstützen, welche die Wirksamkeit Ihrer Exposition beeinträchtigen könnten.

**Fallbeispiel: Tobias (Forts.)**

Tobias (vgl. Seite 21) formuliert folgende Zwangsgeschichte:

„Ich stehe auf dem Balkon unserer Wohnung im dritten Stock. Unten im Garten unterhält sich meine Frau mit unseren Nachbarn. Ich habe unseren einjährigen Sohn auf dem Arm.

Plötzlich kommt mir der Gedanke, dass ich ihn vom Balkon werfen könnte. Ich tue es! Erst höre ich den überraschten Schrei meines Sohnes und dann nur noch das schreckliche Geräusch, mit dem er neben meiner Frau auf dem Boden aufschlägt.

Er überlebt den Sturz nicht. Meine Frau beginnt zu schreien. Unsere Nachbarn, die gesehen haben, dass ich meinen Sohn über den Balkon geworfen habe, rufen die Polizei. Ich werde vor aller Augen abgeführt. Weil ich es absichtlich gemacht habe, komme ich lebenslänglich in Haft. Meine Frau, meine Familie und alle meine Freunde brechen den Kontakt zu mir ab. In der Zeitung wird ein Artikel über den „Balkon-Mörder“ veröffentlicht. Alle wissen, dass ich es war. Mein Leben ist verwirkt.“

Sicher können auch Sie diese Geschichte nicht frei von Emotionen lesen. In Tobias löste sie intensive Anspannung und Angst aus. Leider ist genau das notwendig, denn der einzige Weg aus der Angst heraus, ist durch die Angst hindurch! Im ersten Durchgang konnte Tobias die Geschichte nur mit Unterbrechungen lesen. Mit der Zeit und durch mehrere Wiederholungen nahmen seine emotionalen Reaktionen aber, wie erwartet, ab und Tobias konnte zwei entscheidende Erfahrungen machen: Erstens, dass er auch die „schlimmsten“ Gefühle tolerieren kann und diese wieder vorübergehen – auch ohne neutralisierende Zwangshandlungen. Und zweitens, dass das wiederholte Lesen und Anhören der Geschichte nicht dazu führte, dass er wirklich etwas „Schlimmes“ tat. Im Gegenteil – je mehr sich die emotionale Reaktion abnutzte (habituierte), desto mehr wurde ihm die Absurdität seiner Zwangsgedanken bewusst und er begann, wieder daran zu glauben, dass er im Grunde ein guter Mensch ist.

Abschließend möchten wir noch weitere Beispiele für typische Expositionen von aggressiven, sexuellen und religiösen Zwangsgedanken vorstellen (vgl. Tabelle 4). Dabei werden jeweils relevantes Vermeidungsverhalten bzw. neutralisierende Zwangshandlungen beschrieben, auf die bei der praktischen Durchführung typischerweise zu achten ist.

**Tabelle 4:** Beispiele für Expositionen bei aggressiven, sexuellen und religiösen Zwangsgedanken

| **Aufdringlicher Zwangsgedanke** | **Möglichkeiten der Exposition** | **Möglicherweise auftretendes Vermeidungs- und Sicherheitsverhalten** | **Möglicherweise auftretende neutralisierende Zwangshandlungen** |
| --- | --- | --- | --- |
| „Ich könnte jemanden erstechen." *(aggressiver Zwangsgedanke)* | In Gegenwart eines vertrauten Menschen mit dem größten Küchenmesser Brot oder Gemüse schneiden.<br><br>*Variation:* z. B. den Abstand zur anderen Person; der Verletzlichkeit der anderen Person; aggressive Gedanken absichtlich denken oder aussprechen. | • Das Messer nur benutzen, wenn niemand im Raum ist, oder nur mit ausreichend „Sicherheitsabstand".<br>• Den Arm an den Körper pressen, um nicht zustechen zu können.<br>• Ablenkung, z. B. durch Small Talk. | • Neutralisierender Gedanke: „Ich bin ein guter Mensch!"<br>• Rückversicherung: „Habe ich dich wirklich nicht verletzt?"<br>• Erinnerung überprüfen, ob man auch wirklich nichts Falsches gemacht hat. |
| „Ich könnte ein Kind sexuell missbrauchen." *(sexueller Zwangsgedanke)* | Zu Orten gehen, an denen viele Kinder sind, z. B. Spielplatz.<br><br>*Variation:* Tageszeit, Anwesenheit anderer Aufsichtspersonen, Einsehbarkeit, Ausmaß an Öffentlichkeit (z. B. Nähe des Spielplatzes zum Wohngebiet). | • Orte mit vielen Kinder komplett meiden oder nur mit Begleitung aufsuchen.<br>• Hände fest in die Hosentasche stecken, um Kinder sicher nicht berühren zu können.<br>• Ablenkung, z. B. durch Small Talk. | • Neutralisierende Gedanken (z. B. „So etwas würde ich nie tun.", „Du hast dich unter Kontrolle.").<br>• Checking des eigenen Körpers auf Signale sexueller Erregung.<br>• Erinnerung überprüfen, ob man auch wirklich nichts Falsches gemacht hat. |

**Tabelle 4:** Fortsetzung

| Aufdringlicher Zwangsgedanke | Möglichkeiten der Exposition | Möglicherweise auftretendes Vermeidungs- und Sicherheitsverhalten | Möglicherweise auftretende neutralisierende Zwangshandlungen |
|---|---|---|---|
| „Jesus ist Scheiße.“ *(blasphemischer Zwangsgedanke)* | Blasphemische Gedanken aufschreiben, laut aussprechen und mit Diktierfunktion aufzeichnen.<br>*Variation:* Gottesdienst besuchen, dabei den Zwangsgedanke absichtlich denken, laut aussprechen oder Aufzeichnung anhören. | • Vermeidung religiöser Orte (Kirche, Pfarrhaus, Friedhof).<br>• Vermeidung von Medienberichten, in denen es um Kirche oder Religion geht.<br>• Ablenkung, z. B. durch Small Talk. | • Neutralisierende Gedanken (z. B. „Jesus ist gut, Jesus ist gut.“).<br>• Sich gedanklich bei Gott entschuldigen.<br>• Zwanghaftes Beten oder Beichten zur Wiedergutmachung.<br>• Weitere magische Handlungen, um die Blasphemie ungeschehen zu machen. |

# Anhang

# Zitierte Literatur


Aardema, F., Wong, S. F., Audet, J.-S., Melli, G. & Baraby, L.-P. (2019). Reduced fear-of-self is associated with improvement in concerns related to repugnant obsessions in obsessive-compulsive disorder. *British Journal of Clinical Psychology, 58,* 327–341.

American Psychiatric Association (APA). (2018). *Diagnostisches und Statistisches Manual Psychischer Störungen DSM-5* (2., korrigierte Auflage; deutsche Ausgabe herausgegeben von P. Falkai und H.-U. Wittchen, mitherausgegeben von M. Döpfner, W. Gaebel, W. Maier, W. Rief, H. Saß und M. Zaudig). Göttingen: Hogrefe.

Arbeitsgemeinschaft der Wissenschaftlichen Medizinischen Fachgesellschaften (2022). *S3-Leitlinie Zwangsstörungen* (Erste Revision: 30.06.2022; Registernummer 038–017). Verfügbar unter: https://www.awmf.org/leitlinien/detail/ll/038-017.html

Arbeitsgruppe Klinische Neuropsychologie (Universitätsklinikum Hamburg-Eppendorf). (2022). *Behandlungskonzept „Assoziationsspaltung"*. Verfügbar unter: https://clinical-neuropsychology.de/manual_assoziationsspaltung_deutsch

Boger, S., Ehring, T., Berberich, G. & Werner, G. G. (2020). Impact of childhood maltreatment on obsessive-compulsive disorder symptom severity and treatment outcome. *European Journal of Psychotraumatology, 11,* 1753942. https://doi.org/10.1080/20008198.2020.1753942

Büttner-Westphal, H. & Hand, I. (1991). Yale-Brown Obsessive Compulsive Scale (Y-BOCS). *Verhaltenstherapie, 1,* 226–233. https://doi.org/10.1159/000257973

Craske, M. G., Treanor, M., Conway, C. C., Zbozinek, T. & Vervilliet, B. (2014). Maximizing exposure therapy: An inhibitory learning approach. *Behavior Research and Therapy, 58,* 10–23. https://doi.org/10.1016/j.brat.2014.04.006

Ertle, A., Wahl, K., Bohne, A., Moritz, S., Kordon, A. & Schulte, D. (2008). Dimensionen zwangsspezifischer Einstellungen: Der Obsessive-Beliefs Questionnaire (OBQ) für den deutschen Sprachraum analysiert. *Zeitschrift für Klinische Psychologie und Psychotherapie, 37,* 263–271. https://doi.org/10.1026/1616-3443.37.4.263

Fineberg, N. A. & Roberts, A. (2001). Obsessive Compulsive Disorder: A twenty-first century perspective. In N. A. Fineberg, D. Marazziti & D. Stein (Eds.), *Obsessive compulsive disorder: A practical guide* (pp. 1–13). London: Martin Dunitz. https://doi.org/10.3109/9780203212899

Hillebrand, T. (im Druck). *Aggressive und sexuelle Zwangsgedanken.* Göttingen: Hogrefe.

Julien, D., O'Connor, K. & Aardema, F. (2016). The inference-based approach to obsessive-compulsive disorder: A comprehensive review of its etiological model, treatment efficacy, and model of chance. *Journal of Affective Disorders, 202,* 187–196. https://doi.org/10.1016/j.jad.2016.05.060

Külz, A.K., Barton, B. & Voderholzer, U. (2016). Therapieformen der dritten Welle der Verhaltenstherapie bei Zwangsstörungen: Sinnvolle Ergänzung zu KVT? Aktueller Wissensstand. *Psychotherapie, Psychosomatik, Medizinische Psychologie, 66,* 106–111. https://doi.org/10.1055/s-0042-103028

Külz, A.K., Lumpp, A., Herbst, N., Stelzer, N., Förstner, U. & Voderholzer, U. (2010). Welche Funktionen erfüllen Zwangssymptome? – Ergebnisse einer Analyse im stationären Setting. *Verhaltenstherapie, 20,* 101–108. https://doi.org/10.1159/000295428

Netter, A.-L., Hessler, J.B., Diedrich, A., Lehr, D., Berking, M., Pfeuffer, S. & Voderholzer, U. (2018). Usability and naturalness of videoconference-based exposure and response prevention for obsessive compulsive disorder at patients' homes: A pilot study. *Journal of Cognitive Psychotherapy: International Quarterly, 32*(4), 303–313. https://doi.org/10.1891/0889-8391.32.4.303

O'Connor, K., Ecker, W., Lahoud, M. & Roberts, S. (2012). Der inferenzbasierte Ansatz bei Zwangsstörungen. *Verhaltenstherapie, 22,* 47–55. https://doi.org/10.1159/000333414

Pérez-Vigil, A., Fernández de la Cruz, L., Brander, G., Isomura, K., Jangmo, A., Feldman, I. et al. (2017). Association of obsessive-compulsive disorder with objective indicators of educational attainment: A nationwide register-based sibling control study. *JAMA Psychiatry, 75*(1), 47–55. https://doi.org/10.1001/jamapsychiatry.2017.3523

Reid, A.M., Garner, L.E., Van Kirk, N., Gironda, C., Krompinger, J.W., Brennan, B.P. et al. (2017). How willing are you? Willingness as a predictor of change during treatment of adults with obsessive-compulsive disorder. *Depression & Anxiety, 34,* 1057–1064. https://doi.org/10.1002/da.22672

Reinecker, H. (2009). *Zwangshandlungen und Zwangsgedanken.* Göttingen: Hogrefe.

Skapinakis, P., Caldwell, D.M., Hollingworth, W., Bryden, P., Fineberg, N.A., Salkovskis, P. et al. (2016). Pharmacological and psychotherapeutic interventions for management of obsessive-compulsive disorder in adults: A systematic review and network meta-analysis. *Lancet Psychiatry, 3,* 730–739. https://doi.org/10.1016/S2215-0366(16)30069-4

Voderholzer, U., Favreau, M., Rubart, A., Staniloiu, A., Wahl-Kordon, A., Zurowski, B. et al. (2022). Therapie der Zwangsstörungen: Empfehlungen der revidierten S3-Leitlinie Zwangsstörungen. *Nervenarzt, 93,* 678–687. https://doi.org/10.1007/s00115-022-01336-9

Voderholzer, U., Schlegl, S., Diedrich, A., Külz, A.K., Thiel, N., Hertenstein, E. et al. (2015). Versorgung Zwangserkrankter mit kognitiver Verhaltenstherapie als Behandlungsmethode erster Wahl. *Verhaltenstherapie, 25,* 183–190. https://doi.org/10.1159/000438717

# Zum Weiterlesen

## Ratgeber

Der folgenden Liste können weiterführende Ratgeber entnommen werden, die sich in ihrer Zielgruppe (z. B. Kinder und Jugendliche) oder in ihrem inhaltlichen Schwerpunkt (z. B. Zwangsgedanken, Trichotillomanie oder der Perspektive von Angehörigen) unterscheiden. Eine fortlaufend aktualisierte Übersicht findet sich auf der Homepage der *Deutschen Gesellschaft für Zwangserkrankungen e. V.* (DGZ; vgl. https://www.zwaenge.de/therapie/literaturempfehlungen).


Baer, L. (2016). *Der Kobold im Kopf – Die Zähmung der Zwangsgedanken* (4., unveränderte Auflage). Göttingen: Hogrefe. (184 Seiten)

Goletz, H., Döpfner, M. & Roessner, V. (2018). *Ratgeber Zwangsstörungen – Informationen für Betroffene, Lehrer und Erzieher*. Göttingen: Hogrefe. (70 Seiten)

Harris, R. (2013). *Wer dem Glück hinterherrennt, läuft daran vorbei: Ein Umdenkbuch*. München: Goldmann. (400 Seiten)

Hayes, S. C. (2022). *In Abstand zur inneren Wortmaschine: Ein Selbsthilfe- und Therapiebegleitbuch auf der Grundlage der Akzeptanz- und Commitment-Therapie (ACT)* (3. Auflage). Tübingen: DGVT-Verlag. (306 Seiten)

Hunger, A. & Lüttmann, H. (2016). *Trichotillomanie Informationen zum krankhaften Haareausreißen für Betroffene und Angehörige*. Göttingen: Hogrefe. (64 Seiten)

Külz, A.-K. (2017). *Dem inneren Drachen mit Achtsamkeit begegnen: Selbsthilfe bei Zwängen*. Weinheim: Beltz. (217 Seiten)

Moritz, S. & Hauschildt, M. (2016). *Erfolgreich gegen Zwangsstörungen: Metakognitives Training – Denkfallen erkennen und entschärfen* (3., aktualisierte und erweiterte Auflage). Berlin: Springer. (179 Seiten)

Oelkers, C. & Schink, C. (2010). *Ganz zwanglos? Wie sich Betroffene und Angehörige aus dem Zwang befreien können*. Weinheim: Beltz. (196 Seiten)

Reinecker, H. (2017). *Ratgeber Zwangsstörungen. Informationen für Betroffene und Angehörige* (2., aktualisierte Auflage). Göttingen: Hogrefe. (67 Seiten)

Rufer, M. & Fricke, S. (2016). *Der Zwang in meiner Nähe: Rat und Hilfe für Angehörige von zwangskranken Menschen* (2., aktualisierte und erweiterte Auflage). Bern: Hogrefe (192 Seiten)

Wewetzer, G. & Wewetzer, C. (2014). *Ratgeber Zwangsstörungen bei Kindern und Jugendlichen: Informationen für Kinder, Jugendliche und Eltern.* Göttingen: Hogrefe. (112 Seiten)

Winston, S. M. & Seif, M. N. (2018). *Tyrannen in meinem Kopf. Zwangsgedanken überwinden – ein Selbsthilfeprogramm.* Paderborn: Junfermann. (169 Seiten)

## Berichte von Betroffenen

Eine Reihe von Betroffenenberichten erlaubt Einblicke in die Leidensgeschichte und Behandlungserfahrungen aus der Perspektive von Menschen mit einer Zwangsstörung:

Bäumer, I. & Schubert, B. (2016). *In meiner Haut – Leben mit Skin Picking.* Frankfurt am Main: Mabuse. (160 Seiten)

Mersdorf, E. (2014). *Alles nur in meinem Kopf – Leben mit Obsessionen und Zwangsgedanken.* Köln: BALANCE buch + medien Verlag. (134 Seiten)

Rackwitz, H. & Straßer, C. (2018). *Von einer, die auszog, das Fürchten zu verlernen: Wie ich meine Zwänge, Ängste und Neurosen besiegte.* München: MVG-Verlag. (192 Seiten)

Sechting, O. & Fessel, K.-S. (2017). *Der Zahlendieb – Mein Leben mit Zwangsstörungen.* Köln: BALANCE buch + medien Verlag. (191 Seiten)

## Hilfreiche Internetlinks

Die deutschsprachigen Fachgesellschaften für Zwangserkrankungen sind über die folgenden Links erreichbar:

- www.zwaenge.de – Deutsche Gesellschaft für Zwangserkrankungen e. V. (DGZ)
- www.zwaenge.ch – Schweizerische Gesellschaft für Zwangsstörungen (SGZ)
- www.zwaenge.at – Österreichisches Portal für Zwangserkrankungen
- www.mbsr-verband.de – MBSR-MBCT Verband e. V. (Mindfulness-Based Stress Reduction bzw. Mindfulness-Based Cognitive Therapy)

Für weiterführende Informationen zum Thema Zwangsstörungen sind unter anderem folgende Websites sehr zu empfehlen:

- www.ag-neuropsychologie.de/metakognitives-training-bei-zwangsstoerungen – Arbeitsgruppe Klinische Neuropsychologie am Universitätsklinikum Hamburg-Eppendorf (Metakognitives Training bei Zwangsstörungen [Z-MTK])
- www.clinical-neuropsychology.de/manual_assoziationsspaltung_deutsch – Arbeitsgruppe Klinische Neuropsychologie am Universitätsklinikum Hamburg-Eppendorf (Behandlungskonzept „Assoziationsspaltung")
- www.youtube.com/watch?v=DiZc8BPvQ20 – YouTube-Kanal von Willi Ecker („Zwänge verstehen und überwinden")
- www.theocdstories.com – The OCD Stories (englischsprachige Website)
- www.iocdf.org – International OCD Foundation (englischsprachige Website)

# Kontaktadressen

Ein Leitgedanke des vorliegenden Ratgeberbandes besteht darin, dass Zwangsstörungen eine möglichst spezifische Behandlung erfordern. Da solche Behandlungsangebote in den einzelnen Regionen nur sehr unterschiedlich verfügbar sind und einer ständigen Weiterentwicklung unterliegen, kann eine solche Übersicht nur unvollständig sein. Bitte informieren Sie sich auch immer über den aktuellen Stand der Angebote. Aktuelle Informationen können zum Beispiel über die Fachgesellschaften, deren Homepages und telefonische Beratungsangebote bezogen werden.

## Fachgesellschaften für Zwangserkrankungen

Deutsche Gesellschaft Zwangserkrankungen e. V. (DGZ)
Postfach 70 23 34
22023 Hamburg
Telefon: +49 40 689 13 700
E-Mail: zwang@t-online.de
www.zwaenge.de

Schweizerische Gesellschaft für Zwangsstörungen (SGZ)
c/o Psychiatrische Universitätsklinik Zürich
Klinik für Kinder- und Jugendpsychiatrie und Psychotherapie
Neumünsterallee 3, Postfach 233
8032 Zürich
Schweiz
Telefon: +41 71 353 81 31
E-Mail: kontakt@zwaenge.ch
www.zwaenge.ch

Österreichisches Portal für Zwangserkrankungen
Telefon: +43 650 753 7103
www.zwaenge.at

## Niedergelassene Psychotherapeutinnen und Psychotherapeuten

Bei der Therapeutensuche kann neben niedergelassenen Ärztinnen und Ärzten auch die Website der Kassenärztlichen Bundesvereinigung (KBV) sehr nützlich sein. Auch können gegebenenfalls die nationalen Fachgesellschaften für Zwangserkrankungen (siehe oben) Therapeutinnen und Therapeuten mit Behandlungsschwerpunkt Zwangsstörungen nennen. Für eine Kontaktaufnahme mit niedergelassenen Psychotherapeutinnen und -therapeuten ist in der Regel die telefonische Kontaktaufnahme zu Telefonsprechzeiten erforderlich, in deren Rahmen auch die persönliche Erfahrung mit der Behandlung von Zwängen und das Angebot spezifischer Behandlung von Zwängen erfragt werden kann.

## Spezialambulanzen für Zwangserkrankungen

Vor allem große psychiatrische Universitätskliniken bieten Spezialsprechstunden an, die zur diagnostischen Abklärung und Beratung über weitere Behandlungsmöglichkeiten genutzt werden können. Viele psychotherapeutische Ambulanzen bieten darüber hinaus auch eigene ambulante Behandlungsplätze. Sicher lohnt sich die weitere Recherche nach wohnortnahen Hochschulambulanzen oder Ambulanzen für Verhaltenstherapie.

Die folgenden Einrichtungen (Auswahl) bieten gut etablierte Spezialsprechstunden für Zwangsstörungen (Reihenfolge nach Postleitzahl):

Klinik und Poliklinik für Kinder- und Jugendpsychiatrie und -psychotherapie des Universitätsklinikums Carl Gustav Carus Dresden<br>
Spezialambulanz für Tic- und Zwangsstörungen<br>
Fetscherstraße 74<br>
01307 Dresden<br>
Telefon: +49 351 458-3576<br>
www.uniklinikum-dresden.de/de/das-klinikum/kliniken-polikliniken-institute/kjp/behandlung/ambulante-angebote/ambulanz-spezialambulanzen

Humboldt Universität zu Berlin
Hochschulambulanz für Psychotherapie und Psychodiagnostik
Spezialambulanz Zwangsstörungen
Rudower Chaussee 18
12489 Berlin
Telefon: +49 30 2093-4843
www.psychologie.hu-berlin.de/de/praxis/ambulanz/spezial_zwang

Klinik und Poliklinik für Psychiatrie und Psychotherapie
Universitätsklinikum Hamburg-Eppendorf
Spezialambulanz für Angst- und Zwangsstörungen
Martinistraße 52
20246 Hamburg
Telefon: +49 40 7410-53210
www.uke.de/kliniken-institute/kliniken/psychiatrie-und-psychotherapie/behandlungsangebot/ambulante-angebote/index.html

Westfälische Wilhelms-Universität Münster
Spezialambulanz für Zwangsstörungen
Fliednerstraße 21
48149 Münster
Telefon: +49 251 83-34140
www.uni-muenster.de/zwangsstoerungen

Kliniken der Stadt Köln
Spezialsprechstunde für Kinder und Jugendliche mit Zwangsstörungen
Neufelder Straße 34
51067 Köln
Telefon: +49 221 8907-2011
www.kliniken-koeln.de/kjp_zwangsstoerungen.htm

Universitätsklinikum Tübingen
Spezialambulanz Zwangsstörungen
Calwerstraße 14
72076 Tübingen
Telefon: +49 7071 29-82302
www.medizin.uni-tuebingen.de/de/das-klinikum/einrichtungen/kliniken/psychiatrie-und-psychotherapie/allgemeine-psychiatrie/ambulante-behandlung/spezialambulanz-fuer-zwangsstoerungen

## Stationäre Einrichtungen mit spezifischem Behandlungsprogramm für Zwangsstörungen

Eine Reihe psychosomatischer Fachkliniken, d.h. vollstationärer Einrichtungen mit Schwerpunkt auf psychotherapeutischen Behandlungsangeboten, wie auch einige psychiatrische Versorgungskliniken und überregional behandelnde psychiatrische Universitätskliniken bieten Behandlungsschwerpunkte oder Spezialstationen für die Behandlung von Zwangserkrankungen.

Bei der Suche nach einer geeigneten Einrichtung können niedergelassene Psychotherapeuten und einweisende Fachärzte sicher behilflich sein. Für weitere Empfehlungen und Kontaktadressen beraten auch die nationalen Fachgesellschaften (Kontaktadressen siehe oben).

Die folgenden Kliniken (Auswahl) bieten gut etablierte spezifische Behandlungsangebote für Zwangsstörungen (Reihenfolge nach Postleitzahl):

Helios Park-Klinikum Leipzig
Morawitzstraße 2
04289 Leipzig
Telefon: +49 341 864-1000
www.helios-gesundheit.de/kliniken/leipzig-park-klinikum

Zentrum für Integrative Psychiatrie (ZIP)
Station B3.01
Ratzeburger Allee 160
23538 Lübeck
Telefon: +49 431 500-98008
www.zip.uksh.de

Schön Klinik Bad Bramstedt
Birkenweg 10
24576 Bad Bramstedt
Telefon: +49 4192 504-7600
www.schoen-klinik.de/bad-bramstedt

Schön Klinik Bad Arolsen
Hofgarten 10
34454 Bad Arolsen
Telefon: +49 5691 6238-0
www.schoen-klinik.de/bad-arolsen

Christoph-Dornier-Klinik
Tibusstraße 7-11
48143 Münster
Telefon: +49 251 4810-0
www.christoph-dornier-klinik.de

Universitätsklinik für Psychiatrie und Psychotherapie Tübingen
Station 25
Calwer Straße 14
72076 Tübingen
Telefon: +49 7071 298-4520
www.medizin.uni-tuebingen.de

Universitätsklinikum Freiburg
Klinik für Psychiatrie und Psychotherapie (Station 6)
Hauptstraße 5
79104 Freiburg
Telefon: +49 761 270-65010
www.uniklinik-freiburg.de/psych/stationen/station-6.html

Schön Klinik Roseneck
Am Roseneck 6
83209 Prien am Chiemsee
Telefon: +49 8051 68-0
www.schoen-klinik.de/roseneck

Klinik Windach
Schützenstraße 100
86949 Windach am Ammersee
Telefon: +49 8193 72-0
www.klinik-windach.de

AMEOS Klinikum Bad Aussee
Sommersbergseestraße 395
8990 Bad Aussee
Österreich
Telefon: +43 3622 52-100
www.ameos.eu/bad-aussee

# Arbeitsblätter

**Mein Zwangsprotokoll**

Auslösende Situation:

Aufdringlicher Gedanke:

Bewertung dieses Gedankens:

Unerwünschte Gefühle:

Intensität dieser Gefühle:

0 % 100 %

Zwangsritual (Zwangshandlung bzw. neutralisierender Gedanke):

Konsequenzen nach Ausführung des Zwangs:

kurzfristig:

langfristig:

## Mein Vermeidungs- und Sicherheitsverhalten

### Mein Vermeidungsverhalten

Folgende Situationen bzw. Handlungen vermeide ich, damit es nicht zu meinen Zwangsgedanken oder Zwangshandlungen kommt:

### Mein Sicherheitsverhalten

Folgende Verhaltensweisen wende ich in Situationen an, die ich nicht vermeiden kann:

## Meine Zwangshierarchie

In welchen Situationen bzw. bei welchen Alltagsaktivitäten treten Ihre Zwänge auf? Wie hoch würde Ihre Anspannung steigen bzw. wie hoch wäre Ihre Anspannung, wenn Sie dabei Ihren Zwang unterlassen müssten? (von 0 = „keine Anspannung“ bis 100 = „maximale Anspannung“)

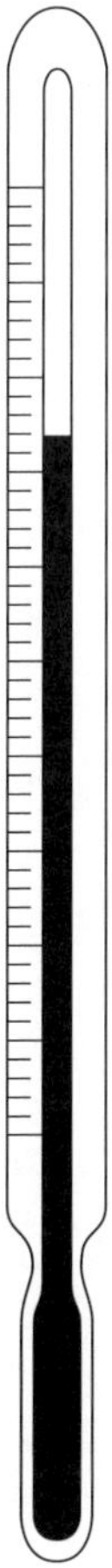

100

90

80

70

60

50

40

30

20

10

0

# Sachregister

## K



## L



## M



## N



## O



## P